Kassiane Costa

Palmas, pra que te quero?

o autismo à luz da maternidade

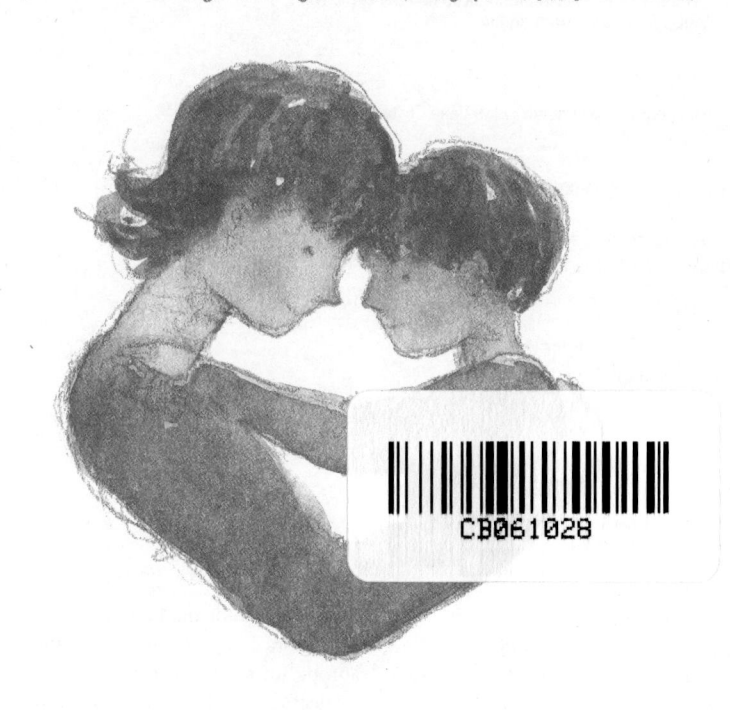

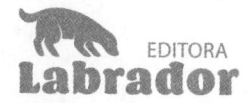

Editora
Labrador

Copyright © 2019 de Kassiane Costa
Todos os direitos desta edição reservados à Editora Labrador.

Coordenação editorial
Erika Nakahata

Ilustração de capa
Natalia Veras

Projeto gráfico de capa
Natalia Veras e Felipe Rosa

Projeto gráfico e diagramação
Felipe Rosa

Revisão
Laila Guilherme
Luísa de Freitas

Dados Internacionais de Catalogação na Publicação (CIP)
Angélica Ilacqua – CRB-8/7057

Costa, Kassiane
   Palmas, pra que te quero? / Kassiane Costa. – São Paulo: Labrador, 2019.
   144 p.

ISBN 978-65-5044-006-0

1. Mãe de crianças autistas – Narrativas pessoais 2. Costa, Kassiane – Narrativas pessoais 3. Crianças autistas 4. Maternidade I. Título

19-1595   CDD 926.1685882

Índice para catálogo sistemático:
1. Mãe de crianças autistas – Narrativas pessoais

EDITORA
Labrador

Editora Labrador
Diretor editorial: Daniel Pinsky
Rua Dr. José Elias, 520 – Alto da Lapa
05083-030 – São Paulo – SP
+55 (11) 3641-7446
contato@editoralabrador.com.br
www.editoralabrador.com.br
facebook.com/editoralabrador
instagram.com/editoralabrador

A reprodução de qualquer parte desta obra é ilegal e configura uma apropriação indevida dos direitos intelectuais e patrimoniais da autora.

A Editora não é responsável pelo conteúdo deste livro.
A autora conhece os fatos narrados, pelos quais é responsável, assim como se responsabiliza pelos juízos emitidos.

*Aos meus filhos, Vinícius e
Zara, por serem a base da
minha inspiração e os maiores
responsáveis pela existência
deste livro.*

"Tudo pode ser, só basta acreditar
Tudo que tiver de ser será"
(Michael Sullivan e Paulo Massadas)

Sumário

Agradecimentos 9
Prólogo 11
1. Com quem você dança? 15
2. É só uma chuva 19
3. A primeira semente 25
4. O filho a caminho 29
5. O que é isso aí embaixo? (Relato de parto) 35
6. Abrace o caos 45
7. E as palmas? 51
8. Uma luz vermelha 57
9. A ficha caiu 61
10. O início da luta 67
11. Não é culpa sua 75
12. "Cada criança tem seu tempo" 81
13. Desistir não é uma opção 85
14. Voa, meu filho, voa 91
15. Autismo não tem cara 99
16. A segunda semente 109
17. Pequenos passos, grandes conquistas 115
18. Flor que floresce 125
19. Vini sendo Vini (Sobre ter irmãos) 131
20. Acredite! 135

Agradecimentos

A Deus, ou à força maior que rege o Universo, por todos os caminhos que me trouxeram até aqui, exatamente onde deveria estar.

À minha família, meu tudo, meu porto seguro em todos os momentos. Em especial ao Diego, esposo, parceiro, companheiro, cúmplice e principal financiador deste projeto.

Aos Jeris e demais amigos que nunca soltam minha mão.

Às fadas sensatas que tornaram minha caminhada na maternidade muito mais leve, em especial à Naiana Carvalho pela linda fotografia que inspirou essa capa.

À Ana Carmem, do @coisas_da_ninha, pela parceria na confecção dos lindos brindes feitos especialmente para a pré-venda.

A todos que possibilitaram a concretização deste sonho, seja compartilhando com os amigos, enviando energias positivas, contribuindo com a rifa ou adquirindo o exemplar na pré-venda, em especial a Maria Cristina Germano Maia, ao Programa de Apoio Psicopedagógico da Universidade de Fortaleza (PAP/Unifor) e à Sellene MegaDiet pela importante contribuição nesse processo.

Ao Artur Oliveira, Felipe Arruda, Kaleo Milfont e Luis Eduardo, e seus respectivos pais, pelos lindos desenhos que abrem cada capítulo deste livro. À Jéssika Natel, do Instituto Semear, por mediar o processo criativo. Lugar de autista é todo lugar, e este livro não seria o mesmo sem a linda participação de vocês.

Por último, gostaria de agradecer especialmente a três pessoas sem as quais este projeto definitivamente não teria ganhado vida: André Buric, por me fazer ter coragem e determinação para focar meus objetivos; Thaís Vilarinho, pela amizade, pelo apoio, por andar sempre de mãos dadas comigo e por ter me feito acreditar que consigo abraçar as pessoas com minhas palavras; e Tânia Dourado, amiga querida, companheira de luta por dias melhores, por todo o suporte durante o processo criativo do livro, por ter me presenteado com esse título e subtítulo lindos de viver, pensados sob medida para este conteúdo. Muito obrigada nunca será suficiente!

É com o coração cheio de amor que encerro agradecendo a você, que, de alguma forma, chegou a este livro. Que você se sinta acolhida(o) e abraçada(o) e que essas palavras ajudem a, juntos, construirmos uma sociedade mais tolerante e inclusiva.

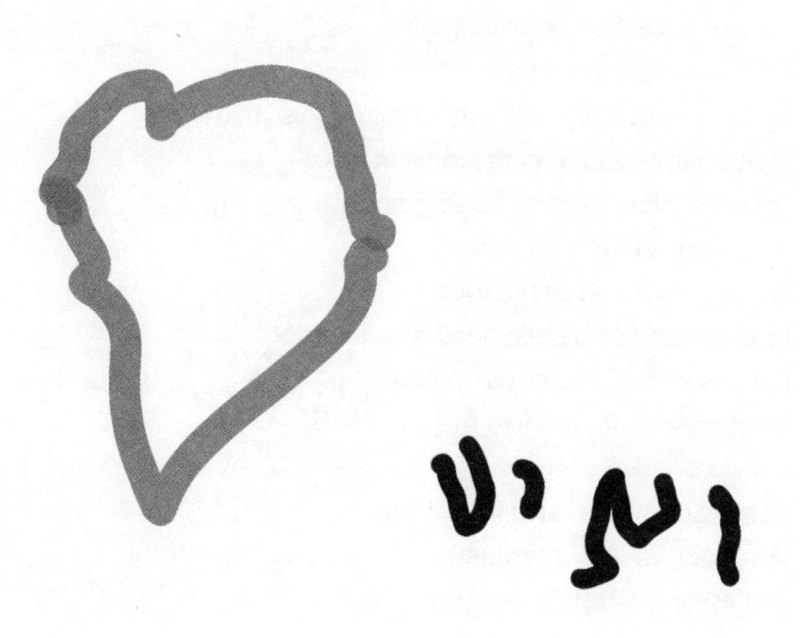

A força que vem do amor.
Vinícius Costa Maia, 4 anos, autista.

Prólogo

Por amor você se reinventa
Não desiste, vai lá e tenta
Por amor você diz "sim", mas muito mais "não"
Muitas vezes com o coração na mão
Por amor você continua a acreditar
E não deixa nunca de sonhar
Por amor você enfrenta tudo
Mesmo quando parece desabar o mundo
Por amor você mergulha no caos
E enfrenta os momentos maus
Por amor você se reergue
Até quando acha que não consegue
Por amor você vira terapeuta
Professora, artesã, o que vier peita
As pessoas olham para "mães especiais"
E pensam que somos surreais
Não tem mistério nenhum, é o amor que nos move
E não há estudo que comprove
Mas nada é mais arrebatador
Que a força que vem do amor.

    Dizem que só conhecemos o verdadeiro amor quando nos tornamos mães. Nunca concordei com essa frase. Continuo não concordando. Eu conhecia o verdadeiro amor antes da maternidade, em forma de amor de filha, de esposa, de irmã, de amiga, de tia. Não acho justo diminuir ou menosprezar todo esse amor.

Vivo por amor, respiro amor, sempre fui uma romântica, mesmo antes de conhecer esse famoso amor de mãe. Não concordo que só ele seja verdadeiro e os outros, "falsos" ou menores. Toda forma de amor tem valor. Mas o que encanta e diferencia o amor de mãe é a falta de pretensão.

É o amar sem esperar nada em troca, sem esperar ser amada da mesma forma. É doar-se integralmente por alguém que ainda não sabe nem quem você é, por alguém que ainda não sabe, nem mesmo, quem ele é.

Amar quem te tira do eixo, te desestrutura, traz as maiores preocupações, as rugas, os cabelos brancos, quem te exige mais na vida. É amar e abraçar o caos que se instala na sua realidade, amar quem vai te virar do avesso e te fazer esquecer quem você era. É amar quando todas as evidências levariam justamente para o lado contrário, porque, no meio de todo esse amor, existem cansaço sem fim, exaustão, esgotamento, você se perde pra se encontrar no sorriso seguinte.

É uma contradição. Um paradoxo. Talvez por isso se fale tanto desse tal amor de mãe, porque realmente não tem como explicar. É preciso sentir para entender.

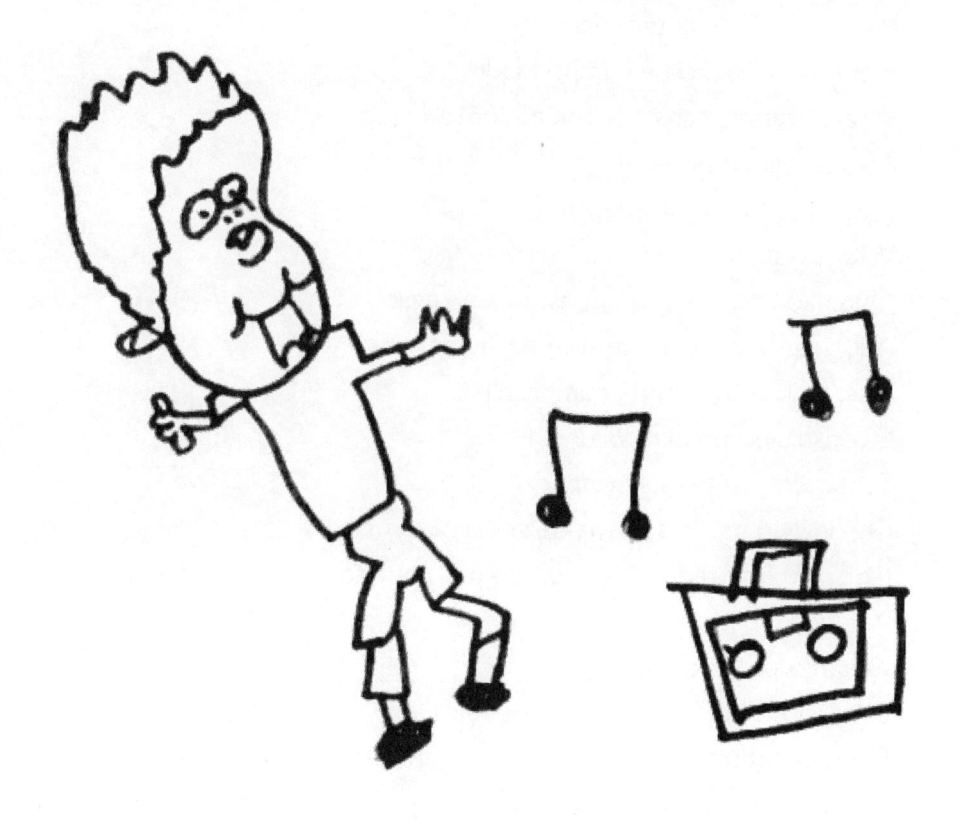

Com quem você dança?
Luis Eduardo Ribeiro Nogueira, 6 anos, autista.

1. Com quem você dança?

Casamento é um babado forte
Vai muito além de ter sorte
É preciso paciência e cumplicidade
Para aturar as manias que vêm com a idade
Alguém tem que ceder
Pra relação não estremecer
Vale ressaltar:
Que não seja sempre o mesmo a arregar
Aqui, não é importante só um ganhar
Mas, ambos, da vitória compartilhar
É construído no dia a dia
Tentando manter a sintonia
O convívio muda a forma de ver o outro
Com um filho, então, se prepara pro papoco
Aí é que a base treme
O barco perde o leme
E é preciso um pouco mais de dedicação
Pra reencontrar o lugar do casal no olho do furacão
Se pudesse um conselho te dar
Seria pra com um grande amigo casar
Alguém com quem você possa rir
E até fazendo nada se divertir

Assim, quando o cansaço bater
A relação estremecer
O tesão adormecer
Vocês ainda terão um ao outro
Pra passar por qualquer sufoco
A vida a dois nem sempre é doce emoção
Nem pense nisso, é pura ilusão
Mas, mesmo quando ela amargar,
O importante é, juntos, os problemas contornar!

Peço licença, antes de começar nossa história propriamente dita, para apresentar dois importantes personagens da minha vida. Cada um, à sua maneira, se fazendo presente nos momentos em que mais preciso. O primeiro deles é meu esposo, Diego (ou Duin, como costumo chamar). O segundo é minha irmã Katherine (Kathê para os íntimos); falarei dela no próximo capítulo.

Ter um marido parceiro faz toda a diferença na caminhada da vida a dois. Quando se tem um filho principalmente. Imagine em se tratando de um filho com deficiência.

Muitos "pais" nessa hora abandonam mulher e filho, não aceitam, falam que a mãe está louca, procurando doença na criança. Ou simplesmente não suportam a barra de ter uma criança fora dos padrões "normais" para criar. Deixam suas famílias no momento em que elas mais precisam.

Por essas e outras, meu conselho para quem está à procura de um grande amor é sempre o mesmo: não procure longe. Olhe ao seu redor, veja quem está com você, quem te apoia nos momentos difíceis, quem te conhece e gosta de você apesar dos seus defeitos, quem você pode chamar de amigo.

Eu e Diego nos conhecíamos há sete anos quando começamos a namorar; éramos amigos de colégio, daqueles inseparáveis. Um consolava o outro nas desilusões da vida. Resisti bastante quando ele deu suas primeiras investidas, numa festa de Réveillon em 2002, porque tinha medo de não dar certo e perder um amigo. Acabei cedendo. E deu certo.

Não quero com isso dizer que você precisa ter amizade com o pretendente durante sete anos antes de namorar ou casar. Longe de mim ditar regra. Ainda mais sobre relacionamento, área em que não tenho muita experiência.

O que estou sugerindo é que você, antes de qualquer coisa, tenha uma relação de amizade e companheirismo com seu marido. E isso independe do tempo que vocês se conhecem. Na amizade, existem respeito, conversa, parceria, empatia, preocupação e cuidado com o outro. Ingredientes fundamentais para sustentar o bolo que o casamento se torna quando as dificuldades começam a aparecer. Paixão, atração, tudo isso é muito bom e essencial também. Mas, na hora de encarar os desafios, não é isso que mantém um casal unido.

Diego tem sido um par maravilhoso nessa dança da vida. Parceiro, companheiro, ombro, acolhimento, porto seguro. Não seria justo dedicar-lhe umas poucas palavras de agradecimento na primeira página deste livro que ele ajudou a construir. Seria pouco. Obrigada por caminhar comigo, por me dar os dois maiores presentes da minha vida. Obrigada por ser. Estar. Permanecer. Sempre. Para sempre. Te amo! Aqui e além.

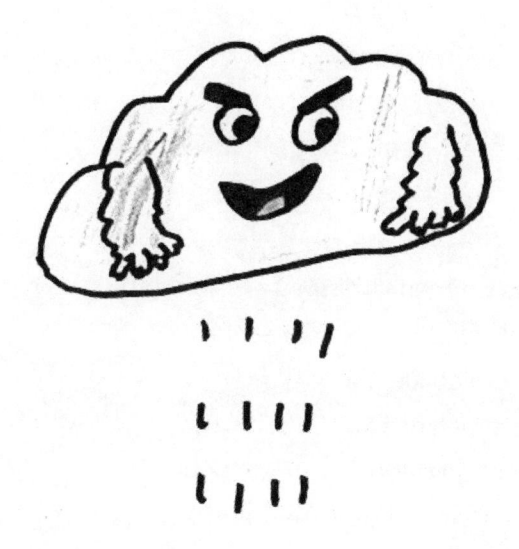

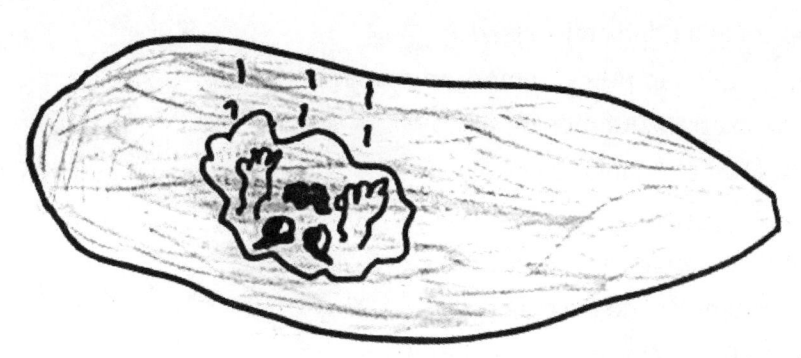

É só uma chuva.
Felipe Arruda Peixoto, 8 anos, autista.

2. É só uma chuva

"Bom dia, flores do meu jardim"
Era assim que ela falava, não só pra mim
Para os amigos era só alegria
Em casa, surgia a melancolia
Fechada com seus segredos
Muitas vezes me revelava seus medos
Estudar não era seu forte
Ali, pra ter futuro, só com sorte
Nasceu mesmo foi pra curtir adoidado
A prematura partida confirma meu achado
Que sorte a minha ter passado
Mesmo que tão pouco tempo, ao seu lado
Foi minha primeira melhor amiga
As memórias da infância são infinitas
Com ela não tinha tempo ruim
"Vamo ali tomar uma num barzim"
Na amizade, se doava com a alma
Pise no meu calo e vai ver ela perder a calma
Dançava sem se importar se alguém olhava
Pra ela só o momento interessava
Tudo era motivo de festa
De graça, até injeção na testa

17 de novembro sempre vai ser seu dia
Um abraço teu era tudo que eu queria
Te amo, minha irmã
Do ontem até o amanhã
E quando o amanhã chegar
Sei que você vai estar a me esperar
Com um sorriso lindo
Vai me receber repetindo
Nossa piada interna
Que sela a amizade eterna
"Se eu não fosse eu
E tu não fosse tu,
O que seria do mundo?"

 Katyane Katherine é a segunda de três filhas, carinhosamente chamada de Kathê. Assim mesmo, todo enfeitado, com K, Y, H, e ai de quem falasse o nome errado, ela ficava indignada.

 Minha mãe curte nomes duplos exóticos (alguém conhece outra Kassiane por aí?). Pra quem não sabe, tenho um "Cristine" como segundo nome. Voltando à Kathê, ela merece um capítulo especial por toda a importância que tem em minha vida.

 Ela está presente em todas as lembranças da minha infância. Sem exageros, tudo que me recordo de ter feito até os 10 anos, ela estava por perto. Apesar de cinco anos mais velha, nunca se incomodou com a minha presença, nem quando entrou na adolescência.

 Era minha companheira de quarto, brincadeiras e, posteriormente, de baladas. Aprontávamos bastante juntas. Ela me chamava de bebê pequeno. Tinha um cuidado quase maternal em relação a mim, embora eu sempre tenha sido mais madura do que ela.

Eu dava os conselhos e brigava quando ela fazia algo que visivelmente ia dar errado. Eu era o ombro quando ela se dava mal, justamente por ter feito o que eu alertara que não daria certo.

Avaliando algumas situações hoje, desconfio que ela fosse autista. Era de uma ingenuidade incrível, acreditava em tudo que lhe contassem e por esse motivo sofria bastante por confiar em pessoas que não mereciam. Tinha dificuldade motora, pra ela era simplesmente impossível cortar em linha reta com uma tesoura. Dificuldade de aprendizado, concluiu o Ensino Médio com muita dificuldade, com minha mãe sempre ensinando e sem entender como ela conseguia não aprender algo, muitas vezes simples, que era repetido tantas vezes.

Não sabia lavar bem o cabelo, espalhava o xampu sempre na mesma região, sem abranger todo o couro cabeludo (nunca tinha lido nada a respeito, até me deparar com o livro *Tudo o que eu posso ser*, escrito por Nicolas Brito, autista, e sua mãe, Anita Brito). Tinha resistência em olhar diretamente nos nossos olhos. Tinha um "tique" de revirar os olhos e mexer a boca em algumas situações e um balançar de perna constante quando estava sentada. Enfim, algumas características que me levam a essa hipótese.

Kathê era alegria sem medida quando estava entre os seus, alto-astral, de uma risada inconfundível e de um jeito de falar que até hoje rende boas imitações nas rodas de amigos. Ela era luz. Essa luz infelizmente apagou muito cedo. Para nós. Porque tenho certeza de que ela ainda brilha muito em algum lugar.

Aos 33 anos, minha irmã teve tromboembolismo pulmonar. Foi levada ao hospital às pressas, em uma Sexta-Feira

Santa, com muita dificuldade de respirar, quase sem ar. Estava com nossos pais e nossa irmã mais velha voltando de uma viagem de carro. Chegou muito mal ao hospital.

Eu estava viajando com Diego e uns amigos quando soube da notícia. Meu chão caiu. Não conseguia raciocinar. Não entendia o que tinha acontecido. Só soube que ela estava na UTI por conta desse problema. Minha vontade era voltar no próximo voo. Minha mãe dizia que não precisava, que as coisas iam se ajeitar. Falava isso com a voz embargada, nada convincente.

Kathê enfrentou alguns dias de UTI, mas reagiu de forma satisfatória aos cuidados médicos. Ficou quase um mês internada, mas conseguiu ter alta hospitalar na véspera do Dia das Mães. Foi um presente para todos nós, ela estava em casa! Bem debilitada, mas em casa.

Passou uma semana no seu lar antes de ser internada novamente, e durante essa semana vi minha irmã abatida, apática, sem forças para caminhar sozinha do quarto até a cozinha, precisando parar e respirar nesse breve percurso, tamanho era o esforço feito.

Acompanhei sua dificuldade para fazer os exercícios da fisioterapia respiratória. Ela não tinha forças nem para segurar o baralho enquanto jogava Buraco com minha mãe. Essa não era a nossa Kathê. A luz dela estava enfraquecida.

Após uma febre alta, voltou ao hospital. Chorando, dizendo que não queria aquela rotina hospitalar outra vez. Agulhadas para exames de sangue, medicamentos, acesso venoso, cama. Foi internada novamente, chegou a ir pra enfermaria, mas logo viram a necessidade de que ela fosse pra UTI.

Nesse momento, o chão da minha mãe caiu. Ela já sabia. Mãe sente. Mãe sabe. Enquanto todos nós ficávamos dosando as palavras para que ela não tivesse a real noção da gravidade da situação, ela se encarregava de deixar tudo pronto para o fatídico dia. Foi ao cemitério com meu pai e fez um plano funerário. Rezando com todas as forças para não precisar usar tão cedo, mas se precavendo caso o pior acontecesse. Aquela força e discernimento que só uma mãe tem.

No dia em que Kathê partiu, na hora da visita da tarde, ela reuniu todas as forças que tinha para sentar na cama e abraçar nossa mãe. Pouco depois, mamãe me chamou (ela estava no isolamento por conta da baixa imunidade e só podia entrar uma pessoa de cada vez) e disse que ela queria me dar um abraço.

Abracei-a forte e ao mesmo tempo com cuidado, devido à fragilidade em que se encontrava. Eu disse que era só uma chuva e que ia passar. Ela me disse que queria ver o sol, não aguentava mais aquela chuva.

Kathê voltou a ver o sol no dia 21 de maio de 2014. Partiu deixando nossos dias mais cinzentos, mas levou toda a sua luz e cor para o plano superior – tanto que, no momento do seu sepultamento, um lindo arco-íris surgiu no céu. Era ela chegando. Com toda a sua alegria. Dançando! Era o sinal de que precisávamos para termos certeza de que agora o sorriso voltava a se fazer presente em seu rosto.

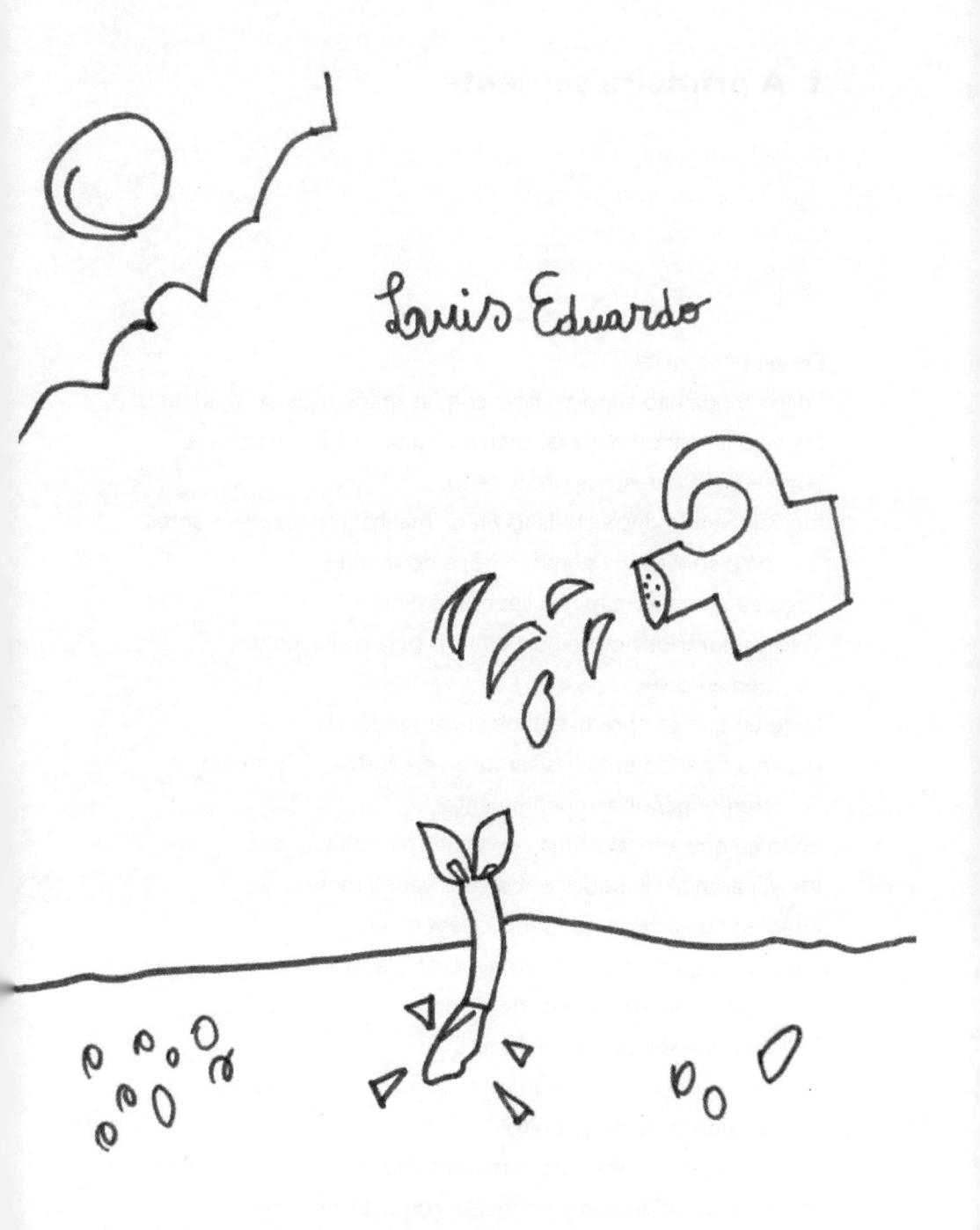

A primeira semente.
Luis Eduardo Ribeiro Nogueira, 6 anos, autista.

3. A primeira semente

De repente, mãe!
Logo eu que não suporto ficar com as mãos sujas ou grudentas
Me vejo limpando nariz de menino ou boca suja de sorvete
Logo eu que detesto acordar cedo
Me vejo sendo despertada às 6h da manhã, muitas vezes antes,
    pelo sorriso mais lindo e doce do mundo
Logo eu que amava minha liberdade de ir e vir
Vejo os horários do meu dia ditados pela rotina de um
    pequeno ser
Logo eu que sempre tive minha independência
Me vejo fazendo escolhas sempre pensando nele primeiro e
    sem o menor arrependimento
Logo eu que adorava uma cervejinha na sexta à noite
Me vi parando de beber por alguns vários meses
Logo eu que achava que sabia quem eu era
Hoje me vejo uma pessoa totalmente transformada que jamais
    poderia imaginar que me tornaria
Logo eu que sempre amei demais
Me vejo conhecendo um amor ainda mais arrebatador e
    completamente gratuito
Logo eu que sempre achei a maternidade muito romantizada
Me vejo uma mãe completamente romântica
Logo eu... de repente, mãe!

Em 9 de abril de 2015, nascia Vinícius. De parto normal, em um hospital-maternidade de Fortaleza, chorando forte e com saúde. Mas espera aí! Essa história começa bem antes, provavelmente depois de um jogo da Copa de 2014 entre Alemanha e Gana.

Fomos assistir com uns amigos em um bar de alemães muito badalado na cidade naquela época. Assistir, que é bom, ninguém queria. A gente queria mesmo era beber (todas) e se divertir. Pois bem, fazendo as contas, é bem provável que Vini tenha sido concebido nesse dia.

Talvez justamente por estar tão despreocupada e sem pensar se ia dar certo ou não. Estávamos tentando engravidar havia quase 10 meses, e eu tinha ciclos anovulatórios – ou seja, não ocorria ovulação –, o que complicava um pouco o processo de concepção.

O que veio a seguir foi o atraso da menstruação (que naquela época nem me alarmava mais depois de fazer tantos exames frustrados de beta-HCG), seios doloridos e maiores (opa, essa era novidade), um sono descomunal (ok, sou dorminhoca por natureza, mas era fora do normal até para os meus padrões) e umas cólicas no pé da barriga, como se fosse menstruar (mas sem sinal de a danada descer).

Como já tinha passado por muitos exames negativos de gravidez, justamente por atraso menstrual ter virado rotina pra mim, tentei não criar muita expectativa. Esperei 15 dias de atraso até resolver fazer o teste e naquela hora, pela primeira vez, optei pelo de farmácia em vez do de sangue.

Comprei o teste num intervalo de almoço em uma farmácia perto de onde trabalhava. Não avisei ninguém da família, nem ao Diego. A única pessoa que soube foi uma vendedora (e amiga) que trabalhava comigo. Comentei com ela baixinho: "Comprei um teste de farmácia, vamos ver o que dá".

No dia seguinte, acordei antes do Diego e fui ao banheiro fazer o teste. O fabricante informava para aguardar 5 minutos para leitura definitiva do resultado. Mergulhei a tira na urina e fui acompanhando a mudança rápida de cor. Em poucos segundos apareceu o primeiro traço e logo depois o segundo, mais claro. O coração palpitava, a mão tremia, o estômago embrulhava, os olhos revezavam entre a tira e o relógio para ver se chegava enfim nos tais 5 minutos.

Chegou. Estava ali meu positivo! O primeiro e tão esperado! Sozinha no banheiro, com aquela tira na mão, não sabia se ria ou se chorava. Pensei em como contar ao futuro papai, que estava no quarto, mas não consegui elaborar muito.

Sentei na cama, segurando atrás das costas a tira do teste, e cutuquei seu ombro para que acordasse. Chamei "Duin, Duin", e quando ele abriu os olhos, meio zonzo de sono ainda, mostrei a tira e disse: "Vamos ser papais!".

Ele parecia não acreditar, deve ter pensado que ainda estava dormindo e que era um sonho. Sentou na cama meio atordoado, pegou a tira, olhou bem e perguntou: "É isso mesmo? Dois traços é positivo?". Confirmei com a cabeça, e foi aquela festa! Nos abraçamos, choramos, comemoramos. Crescia ali a nossa família. Crescia em mim a primeira semente do nosso amor.

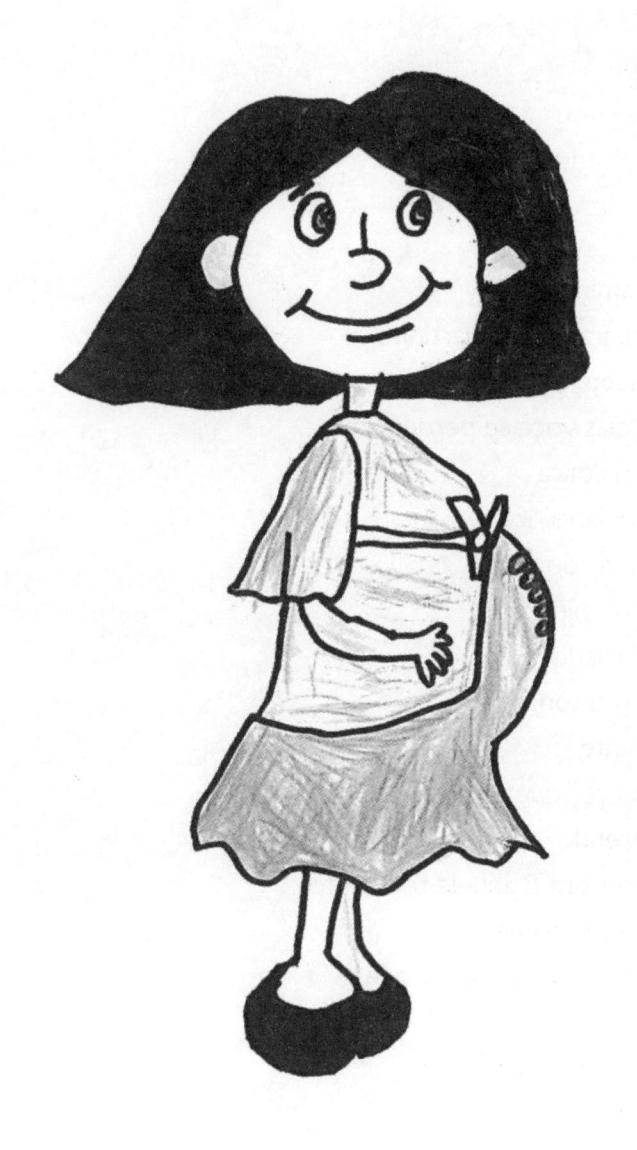

O filho a caminho.
Felipe Arruda Peixoto, 8 anos, autista.

4. O filho a caminho

O filho a caminho
E você preparando o quartinho
O filho nasceu
Por vários dias você se perdeu
O filho com cólica
Você fica melancólica
O filho dormindo
É calmaria no ninho
O filho acordado
É bagunça pra todo lado
O filho doente
Te faz esquecer que é gente
O filho sofrendo
Te faz querer pra ti aquele tormento
O filho vai pra creche
Você pensa: "tempo, não se avexe"
O filho de férias
Quase estoura suas artérias
O filho no *terrible two*
Te enlouquece pra chuchu
O filho sem querer comer
É difícil de absorver

O filho te dando um sorriso
Você toca o paraíso
O filho te dando um abraço
Te faz esquecer todo o cansaço
O filho dizendo "te amo"
Te faz flutuar pra um outro plano!

Minha gravidez foi a mais tranquila possível. Sem qualquer intercorrência, eu me sentia muito bem, queria aproveitar ao máximo o tempo que ainda tinha sem ter um bebê dependendo totalmente de mim. A minha sede de aproveitar o "restinho de liberdade" era tanta que eu saía praticamente todos os finais de semana.

Chorei ao som da banda Só Pra Contrariar aos 3 meses; batistaquei com David Guetta aos 6; no Carnaval, com 7, subi a ladeira ao som do Olodum; aos 8 meses, dancei forró até não aguentar mais na festa de 5 anos de formado do Diego; e, na véspera do meu parto, estava bela e formosa fazendo meus exercícios de pilates (mas isso é história pra outro capítulo).

Já no quesito emocional, as coisas não estavam bem harmoniosas. Tinha perdido uma irmã 3 meses antes de descobrir que estava grávida. Daí você imagina o que é passar por um luto com os hormônios da gravidez bombando. Eu chorava. Muito. Sempre. Quase todos os dias. Não por me perguntar "Por quê, meu Deus? Por que comigo?", mas por me ver passando por uma fase tão bonita e importante da minha vida sem ela por perto.

Eu a imaginava acompanhando o crescimento da minha barriga, segurando meu filho nos braços, dizendo que o bebê pequeno dela agora tinha seu próprio bebê para acalentar. Imaginava a cara dela quando eu contasse como tinha sido meu parto e ela falando "Kassinha, tu se garante!".

No campo profissional, trabalhava no período da tarde e fazia mestrado pela manhã. Já estava cursando as últimas disciplinas, faltava "só" concluir o trabalho de bancada e escrever. O que poderia até nem ser tão difícil se minha orientadora não tivesse mudado o tema da minha dissertação três vezes durante minha gravidez. E não mudou a quarta porque eu simplesmente dei um chilique na frente dela! Disse que daquela forma não conseguiria terminar nunca, que o que mais queria era defender antes de o meu bebê nascer e ela estava conseguindo dificultar tudo.

Naquele dia, tivemos uma conversa franca entre mães que encaram de forma diferente as prioridades e o equilíbrio entre o profissional e a maternidade. Falei coisas que talvez não devesse ter falado, mexi em uma ferida há muito adormecida, trouxe à tona a culpa que um dia habitou o coração daquela mãe.

Eu não tinha esse direito. Nenhuma mãe tem o direito de escancarar isso para outra. Mas o que eu sabia sobre maternidade naquela época? Sobre empatia materna? Sobre como é difícil para todas nós ficar nessa encruzilhada? Nada! Eu não sabia nada! (Mas ela também não podia esperar que eu escolhesse o mesmo caminho que traçou.)

Hoje sei um pouco mais sobre essa tal empatia e me sinto mal em recordar aquela conversa. Não podemos voltar no tempo, mas podemos nos desculpar e aprender com os erros que cometemos. Por tudo aquilo que disse, peço desculpas! Foi desnecessário. Naquele momento, era o meu ponto de vista da situação. E, bom ou ruim, saí de lá com meu tema finalmente definido.

Passei os últimos meses da gravidez sem ir ao laboratório, concentrada somente na escrita, e indo ao trabalho no horário da tarde. Mesmo com todo o esforço, a defesa acabou ficando para depois do nascimento do Vini. Entre fraldas e mamadas, perdendo a noção do que era dia e do que era noite, passei as madrugadas dos primeiros meses me dividindo entre o quarto do meu filho e a mesa do escritório.

Posso dizer que foi uma das coisas mais difíceis que fiz na vida. Conciliar os cuidados com um bebê recém-nascido, que só mamava, dependia inteiramente de mim para se alimentar sempre que necessário, com a escrita de uma dissertação. No fim de tudo, eu só queria dormir como se não houvesse amanhã.

Claro que isso só foi possível graças à rede de apoio que eu tinha: mamãe e Duin, muito obrigada por tudo!

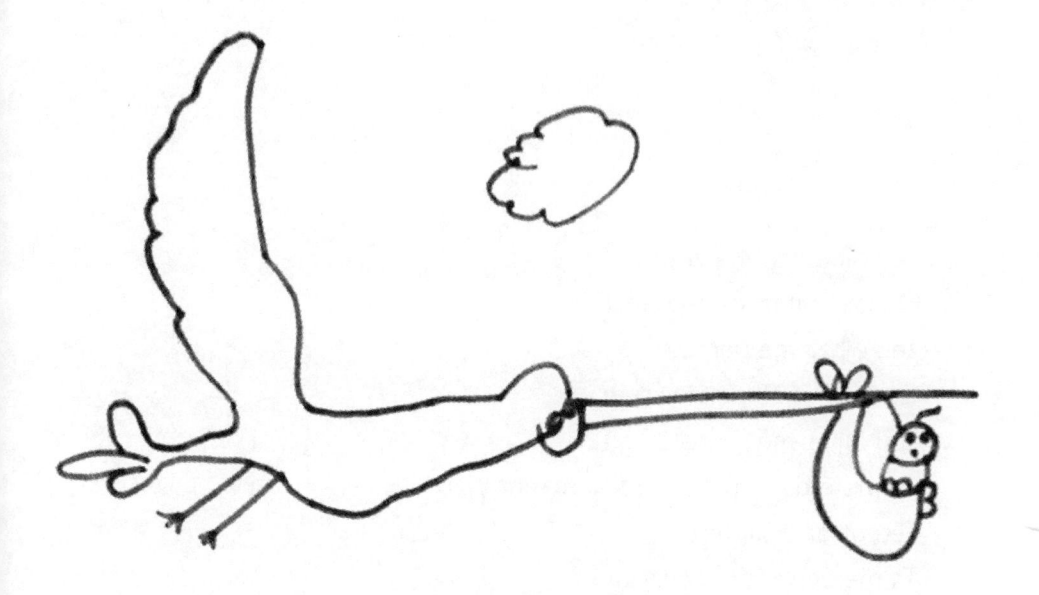

O que é isso aí embaixo? (Relato de parto).
Luis Eduardo Ribeiro Nogueira, 6 anos, autista.

5. O que é isso aí embaixo?
(Relato de parto)

Teu olhar me encanta
Me faz voltar a ser criança
Teu olhar me derrete
Comigo você pinta o sete
Teu olhar me ganha
Como é difícil parar aquela manha
Teu olhar é sapeca
Tá me deixando quase careca
Teu olhar é maroto
Muito lindo esse meu garoto!
Teu olhar me faz lembrar
De admirar mais o luar
Teu olhar me faz querer
Ser o melhor para você
Teu olhar me faz acreditar
Sim, você pode voar
Teu olhar me fez descobrir
O amor que estava por vir
Teu olhar me fez perceber
Que eu posso tudo por você
Teu olhar quando bate no meu
Me faz lembrar o dia em que nasceu

Meu olhar daquele dia em diante
Foi só pra te amar a cada instante.

Vou começar explicando como decidi pelo parto normal. Quando estava na sexta série do colégio (atual correspondente ao sétimo ano), a professora de Biologia passou na sala de aula um vídeo de um parto. Eu, como a grande maioria das adolescentes que ali estavam, fiquei chocada e pensei: "Deus me livre de uma coisa dessas".

Mas, para minha sorte, quis o destino que uma parte do meu estágio obrigatório na faculdade fosse feito na MEAC (Maternidade Escola Assis Chateaubriand), onde tive oportunidade de acompanhar vários partos, normais e cesáreas.

Nunca vou esquecer o primeiro parto normal que assisti. Não conhecia a moça, não tinha nenhuma ligação com ela, não estava participando ativamente de nada, estava apenas ali, observando aquele milagre da natureza, e lembro-me de sentir as lágrimas escorrendo pelo rosto no momento em que o bebê nasceu.

Uma emoção, em simplesmente ver aquela cena, que eu não sabia explicar. Foi ali que decidi: "Se tiver a chance, quero passar por essa experiência, deve ser simplesmente incrível!".

Já com a decisão tomada, quando descobri que estava grávida, marquei consulta com uma obstetra referência em parto humanizado e, assim, fui acompanhada por ela durante toda a minha gestação. A cada ultrassom ela dizia "Ele está cefálico, com dorso virado à esquerda. Está tudo caminhando bem para o parto normal", e eu ficava eufórica.

Pré-natal todo tranquilo, praticamente sem queixas, conforme antecipei no capítulo da gravidez. No dia 8 de abril fui para uma consulta de rotina do pré-natal, estava com 38 semanas e 1 dia, ultrassom normal, cefálico mais uma vez com dorso à esquerda, *yes*! Avisei à doutora que desde domingo à noite estava perdendo tampão, e ela disse que durante o exame eu tive uma contração de treinamento.

Dra.: – Você não sentiu nenhum desconforto durante o ultrassom?

Eu: – Não.

Dra.: – Que ótimo, seu limiar de dor é bom! Porque, para algumas mulheres, as contrações de treinamento já são bem desconfortáveis.

"Oba!", pensei.

Dra.: – Acho que seu final de semana vai ser animado. Vinícius está chegando! Diminua o ritmo, trabalhe menos, faça coisas de que você gosta, relaxe, vá à praia, ao cinema. Seu fim de semana vai ser animado!

Após a consulta fui almoçar e trabalhar. Nessa tarde fiquei bem sentadinha, calminha, sem fazer esforço nenhum. Depois do trabalho, fui para a aula de pilates e comentei com a professora que se fosse dia de solo (um dos rodízios que acho mais difícil) era capaz do menino nascer, porque eu estava sentindo-o pesando lá embaixo, a cada exercício ele pesava mais.

À noite, contei ao Diego como tinha sido a consulta (foi uma das únicas em que ele não pôde ir comigo) e decidimos ir ao cinema. Ele pediu pra eu escolher o filme e escolhi *Cinderela*, porque nunca tinha visto um clássico da Disney no cinema (morei no interior minha infância quase toda, e lá não tinha esse entretenimento). Fomos ver o filme e tudo tranquilo, só continuava sentindo a barriga pesando muito, como até então não tinha sentido.

Depois do filme, voltamos pra casa e fui dormir. Não tive problemas pra dormir durante a gravidez (nem mesmo nas últimas semanas), meu problema sempre foi acordar, porque sentia um sono sem fim. Mas, nessa madrugada, acordei sentindo uma pontada na barriga. Achei estranho, porque durante esse tempo todo nunca tinha acordado no meio da noite sentindo nada.

Fiquei observando e notei que as pontadas vinham a cada 10 minutos. Estava caindo uma chuva torrencial, deu uma preguiça de acordar o Diego, porque eu sabia que ele ia querer ir à emergência obstétrica e naquela chuva eu não estava nem um pouco a fim de sair de casa. Resolvi esperar mais um pouco, tentei voltar a dormir, mas não consegui. Só uns cochilos entre uma pontada e outra.

Quando tocou o despertador, ele acordou e começou a se arrumar pra ir trabalhar. Quando estava quase pronto, sentou na cama e disse "Ai, que preguiça de ir trabalhar hoje", e eu disse: "Duin, talvez tu não tenha que trabalhar, acho que estou tendo contrações!".

Ele sentou ao meu lado, botou as mãos na minha barriga e disse: "Deixa eu ver. Avisa quando vier e tu achar que é uma contração" (ele é médico e, mesmo não sendo obstetra, entende alguma coisa). Avisei quando veio a dor, e ele confirmou que realmente o útero tinha ficado todo duro, indicando uma contração.

Ligamos pra obstetra e fui tomar um banho, lavei os cabelos com calma. No banho os intervalos diminuíram, devo ter tido umas 4 contrações em 15 minutos. Fomos encontrar a obstetra na Gastroclínica pra fazer a avaliação. Ela fez e disse que o colo ainda estava posterior, me aconselhou a ir passear, almoçar e que encontrasse com ela à tarde no consultório.

Assim fizemos: almoçamos, fomos pra minha sogra, depois fomos comprar o bebê-conforto (por incrível que pareça, ainda não tinha comprado um item tão fundamental). A cada 5 minutos, uma contração; eu parava um pouco, respirava fundo e esperava passar, mas por enquanto bem tranquilo.

Como combinado, fomos ao consultório no meio da tarde, e lá já senti apertar mais as dores, estavam ficando mais longas e intensas. Nova avaliação e 2 cm de dilatação. E eu pensando: "Affff, esse tempo todinho e só 2 cm. Lascou!". A médica disse para irmos pra casa e entrar em contato com ela no início da noite.

Voltamos para casa, pegamos muita chuva no caminho, a cada balançado do carro eu ia até o céu e voltava, cada freada eu ia até a lua. Tentei lanchar, mas só desceu metade de um cachorro-quente, tentei assistir televisão, mas não conseguia mais prestar atenção no que estavam falando. Ficava andando pela casa, e as contrações cada vez mais intensas e menos espaçadas.

No horário combinado, ligamos para obstetra e ela pediu que fôssemos ao hospital para nova avaliação. Eu disse ao Diego: "Dessa vez traz tudo, as duas malas, não entro mais num carro hoje. Agora só saio de lá com meu filho!".

Fomos pra Gastroclínica com as dores bem intensas. Quando a médica olhou pra mim, falou: "Agora já tá com uma carinha mais de trabalho de parto", sinal que a minha cara já não estava das melhores. Nova avaliação, ainda 4 pra 5 cm e eu pensando: "Minha nossa, esse negócio tá indo muito devagar". Disse pra médica que não queria mais voltar pra casa, que não aguentava mais entrar num carro, e ela concordou em dar entrada na minha internação.

Fomos para o quarto, e aí nada do que eu li adiantou nessa hora, porque eu sabia que ajudava o banho quente, caminhar, exercício na bola, mas eu só queria saber de ficar deitada, não conseguia fazer mais nada, não conseguia me mexer. O celular (que até então estava usando para dar notícias pra família e amigos), joguei longe, não queria nem ver.

A minha família querendo falar comigo e eu só dizia pro Diego dispensar todo mundo, que não queria falar com ninguém, não queria ninguém ali, só ele. E ele dizia: "Kassinha, as pessoas querem saber de ti, do Vinícius, querem vir pra cá". Eu mandava todo mundo ir pra um lugar não muito bonito e repetia: "Não quero ver ninguém, não quero ninguém aqui!".

Aí ele disse assim, com muito tato, pra não ser devorado pela minha fúria: "Kassinha, se você quiser desistir e ir pra cesárea não tem problema nenhum, viu?! É só falar, não precisa se cobrar". E eu respondia: "Nãããão, cesárea não! Não passei por tudo isso pra ainda ter um pós-operatório. Esse menino vai sair por baixo!!! Mas eu quero drogas pesaaadas. Diego, chama a doutora! Eu quero drogas pesadas!" (falava insistentemente apontando pra minha veia do braço, pedindo anestesia).

Ele dizia: "Kassi, a doutora vem já, ela está aqui no hospital, mas as meninas da recepção não conseguiram contatá-la". E eu: "Cadê ela?! Ela disse que vinha depois de uma hora, já passou uma hora, eu quero drogas pesadas! Diego, encontra ela, por favooor". E assim seguimos por mais alguns minutos, eu nos meus delírios, pedindo drogas pesadas e pedindo pra todo mundo da família se danar, não queria ninguém no hospital.

Quando mais tarde a doutora entrou pela porta do quarto, parecia que eu estava vendo um anjo que tinha chegado pra me salvar. "Doutora, a senhora me enganou, disse que vinha aqui com uma hora e já tem quase duas horas, eu quero drogas pesadas, eu quero analgesia!".

E foi aí que ela, com toda a sua calma e tranquilidade, olhou pra mim com aquele olhar sereno e disse: "Calma, você está indo muito bem! Vamos ver como está essa dilatação. Já tô vendo aqui que houve perda de líquido. Kassiane, você está com 9 pra 10 cm, seu filho está já nascendo. Pense na contração não como uma dor, mas como uma forma de te aproximar do encontro com seu filho, cada contração te deixa mais perto do encontro com ele. Daqui a pouco ele vai estar nos seus braços! Você já passou pelo mais difícil, agora tá muito perto do seu encontro com ele. Se eu der a anestesia, pode atrasar um pouco o processo. Vamos tentar mais um pouco? Você aguenta mais um pouco?".

E eu: "Doutora, a senhora promete que a parte mais difícil já foi?". E ela: "Já, você já passou pelo mais difícil! Vamos fazer assim: vamos colocar um acesso com soro no seu braço, a anestesista vai estar ao seu lado, quando você quiser a gente dá a anestesia. Você quer ir pro centro cirúrgico ou quer ter aqui?". "Aqui! Não aguento me mexer pra ir para canto nenhum." E ela: "Tá ok, vou pedir pra prepararem tudo". E quando ela foi saindo eu dizia: "Doutora, não some de novo, não, por favooor", e ela prometeu que rapidinho voltava.

Voltou pro quarto e disse que precisaria ser no centro cirúrgico mesmo, porque não tinha material pra ser no quarto. Eu só conseguia dizer que não conseguia me mexer, que não conseguia sair da cama. Foi preciso duas técnicas de enfermagem e o Diego me ajudarem a sair da cama pra maca, fomos pra porta do centro cirúrgico e ficamos aguardando a sala ficar pronta. Parecia uma eternidade.

Eu dizia: "Quero entraaaar, quero ter esse menino", e aí me falavam que estavam arrumando a sala e eu falava: "Precisa arrumar muito não, me deixa entrar assim mesmo". Eu sentia o peso da cabeça dele, e a impressão era que ia nascer ali mesmo. Quase não deixo o Diego ir se paramentar com medo de o bebê nascer e ele estar se trocando. Nessa hora bateu a sede, vontade de ir ao banheiro, vontade de vomitar, tudo junto e misturado.

Eu me esforçava para gravar todo aquele momento na memória. Não fui uma grande estudiosa de parto, não me preparei da melhor maneira. Então, enquanto a grande maioria das mulheres que opta por essa via de parto se entrega totalmente a esse momento, só conseguia pensar que eu tinha que lembrar tudo isso depois. Precisava gravar cada detalhe dessa história para contar para meu filho quando ele crescesse. Com a enxurrada de hormônios que ocorre no momento do parto, eu me perguntava se lembraria dos detalhes. Parecia que eu estava embriagada e no dia seguinte teria amnésia alcoólica.

Entramos na sala de cirurgia, e foi mais uma luta para conseguir sair da maca para a mesa cirúrgica. Eu repetia insistentemente que não conseguia, não tinha forças, dizia que precisava ir ao banheiro, não falava coisa com coisa.

Quando finalmente consegui ir pra mesa (não tinha condições físicas nem psicológicas de tentar as posições que facilitariam a minha vida), a doutora me explicou como eu devia fazer, onde colocar os pés e fazer força, mas quando vinha a contração eu não conseguia fazer nada!

Levantava o quadril da cama, esticava as pernas e gritava. Muitos gritos. De um jeito que eu nem sabia que podia gritar. Tão alto que no meio de um deles me faltou a voz. Deram um paninho pra eu morder, porque quase mordo a mão do Diego.

Foi então que depois da terceira contração continuei gritando, mesmo depois de ter passado: "Aaahhhhhhhhhhh", e a doutora: "Foi outra contração?". E eu: "Nãããããão, a contração passou, mas continua doendo. O que é isso aí embaaaixo?". E a doutora: "É a cabecinha do seu filho! Sinta aqui, passe a mão no cabelinho dele". E foi assim que fiz meu primeiro cafuné no Vinícius.

Entre uma contração e outra ele coroou, ficou com a cabeça atravessada e eu passei a mão no cabelinho dele. Sabe o termo "círculo de fogo"? Pois é, nada mais apropriado, porque queima mesmo! Ali estava eu, queimando e ao mesmo tempo transbordando de amor. Eita ocitocina danada! Ocitocina é o hormônio que, entre outras coisas, é responsável pelas contrações uterinas durante o parto. É também conhecido como o hormônio do amor.

Não dá nem pra explicar a emoção que senti naqueles segundos entre uma contração e outra, com ele coroado. Mas percebi que, mesmo fazendo tudo errado na hora da contração, ele estava ali, já ia nascer, bastava uma forcinha, um empurrãozinho final.

A médica disse: "Na próxima contração, bote força pra baixo e o queixo no peito". E assim fiz. Botei os pés em posição ginecológica, as mãos puxando as barras laterais, o queixo na direção do peito. Lembro-me de ter pensado "me ajuda, Kathê", fechei os olhos e botei toda a força que pude. Quando abri, meu pequeno já estava nos meus braços chorando.

Diego chamou seu nome, e ele ficou virando o rosto como se procurasse de onde vinha a voz. Eu disse enquanto o acalentava: "Calma, filhote, mamãe tá aqui! Tá tudo bem!". E fiquei curtindo ele ali nos meus braços naquele momento mágico, naquela hora em que parece que o tempo congela!

Vinícius nasceu no dia 9 de abril, quinta-feira, às 23h18, de parto normal, sem intervenções, sem anestesia, sem laceração, trazendo muita alegria e luz para os nossos dias.

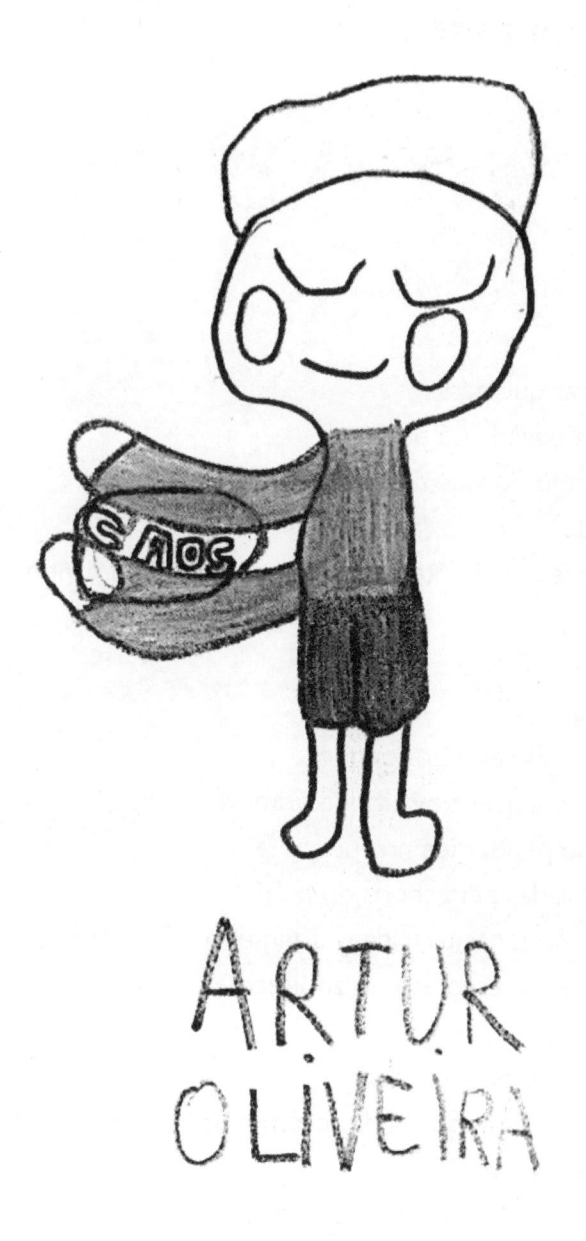

Abrace o caos.
Artur Oliveira Almeida, 8 anos, autista.

6. Abrace o caos

Preciso lembrar que passa
Fisgada a cada pegada no peito
Leite empedrado porque o bebê não dá conta do que é
 produzido
Cólicas decorrentes do útero retornando ao seu tamanho
 normal
Sensibilidade no períneo
Dor na lombar
E seja lá mais onde estiver doendo
Camisola como a mais nova moda primavera-verão
Fralda de pano pendurada nos peitos
Noites intercaladas pelo choro do bebê
Sensação de não ter feito nada o dia inteiro
E ainda assim estar esgotada ao anoitecer
Tudo isso passa!
E sabe o que mais passa também?
O cheirinho que só a cabeça de recém-nascido tem
Ser o tudo de alguém
Ser amada como se não existisse mais ninguém
Se esse é o bônus de todas as dores que chegam com a
 maternidade
Vamos abraçar o caos

Porque a única coisa que não passa
É o nosso amor
Esse só vai além.

Ser mãe é um paradoxo. Ao mesmo tempo em que você ama como nem sabia que era possível, sente um esgotamento físico e mental de quem participa diariamente de uma maratona. É o eterno equilíbrio entre o caos e a calmaria.

O primeiro mês com um bebê em casa é desesperador. Vai muito além de amamentar, trocar fralda e fazer arrotar. É tentar entender o segredo da amamentação, a tal da pega, a posição, o tempo da mamada, o rodízio dos peitos, a descida do leite. É encarar a solidão das madrugadas, o silêncio ensurdecedor que só você ouve enquanto todos dormem. É achar que você nunca mais vai se encontrar no meio desse furacão.

Cadê aquela plenitude que você vê nas fotos por aí? As pessoas dizem: você vai reconhecer o motivo do choro dele. Parece impossível, é o mesmo choro a todo instante! As noites viram dias, os dias parecem meses, o tempo não passa, se arrasta.

Você não sabe o que está acontecendo lá fora, que dia é hoje, que filme está em cartaz. Tenta se adaptar à nova vida, a ter alguém dependendo de você integralmente, lembra a importância de estabelecer uma rotina desde cedo e fica tentando imaginar como organizar alguma coisa naquele redemoinho.

Você espera aquele amor arrebatador, que dói na alma, mas só sente doer o peito a cada mamada, as cólicas, os pontos da cirurgia ou a sensibilidade no períneo pós-parto. Sente sono, cansaço, irritabilidade, fome, mais cansaço, um cansaço surreal! Quem podia esperar que um bebê desse tanto trabalho?! E aquela história de que eles dormem o dia todo, cadê?

Você se pergunta por que nas revistas só falam das flores da maternidade. Falam da amamentação, mas não de suas dores. Ensinam sobre os cuidados com o bebê, mas não explicam a revolução de sentimentos dentro da mãe. Quem cuida dessa mãe? Os olhares estão todos voltados para o bebê. Aquele pequeno ser tão indefeso e dependente.

Mas a mãe que cuida para que esse bebê tenha todas as suas necessidades atendidas, quem olha? Quem afaga? Quem atende às necessidades dela? Sorte têm as mulheres que têm mãe e marido (ou outros parentes/amigos) presentes de verdade nesse momento. Que estão ali por ela também, e não só pelo bebê.

É preciso falar das dores da maternidade, desconstruir o lindo quadro que pintam com a família perfeita e feliz. Com a mãe plena, iluminada e completa. Nem sempre é assim. O começo é difícil. Você chega a duvidar se existe mesmo esse tal amor maior e se sente culpada no segundo seguinte por pensar isso.

Acalma teu coração. É normal tudo isso que está passando pela sua cabeça. É muita novidade pra digerir ao mesmo tempo. Você também (re)nasceu agora, junto com seu bebê. É novo pra ele tanto quanto é pra você. Respire fundo e não se culpe.

Não tem curso de mãe, livro científico que te ensine ou te prepare para o que está por vir. Não tem relato de amiga nem conselho que vá te salvar na hora do desespero. É você e seu bebê! Ambos ali, aprendendo juntos, se conhecendo um pouco mais a cada dia. Não é fácil! Nada que eu diga vai tornar mais fácil. Mas pode te ajudar a se sentir mais real, menos frustrada por achar que não vai dar conta. Você não é "menos mãe" por estar se sentindo assim, você é humana, só isso! E passa!

Saber que passa também não vai aliviar em nada suas dores e dificuldades, mas ajuda a ver uma luz no fim do túnel. Então respira fundo, deixa o bebê com alguém por 30 minutos, toma um banho, deixa a água levar tuas lágrimas, faz dali teu confessionário, desaba! Para depois se reerguer e reiniciar a batalha. Tenha esse tempo pra se renovar pro seu bebê, faça isso por ele e por você! E, saiba, você não está sozinha!

Procure ajuda, converse com alguém, abra seu coração sem sentir medo de ser julgada. Procure uma amiga mãe ou uma rede de apoio, mesmo que virtual, para conversar sobre o que está sentindo. E, se perceber que a coisa está mais séria do que deveria, procure ajuda especializada. Depressão pós--parto não é frescura. É doença. E precisa ser tratada. Não esqueça jamais: seu bebê precisa de você bem para que ele fique bem. Então, olhe pra você!

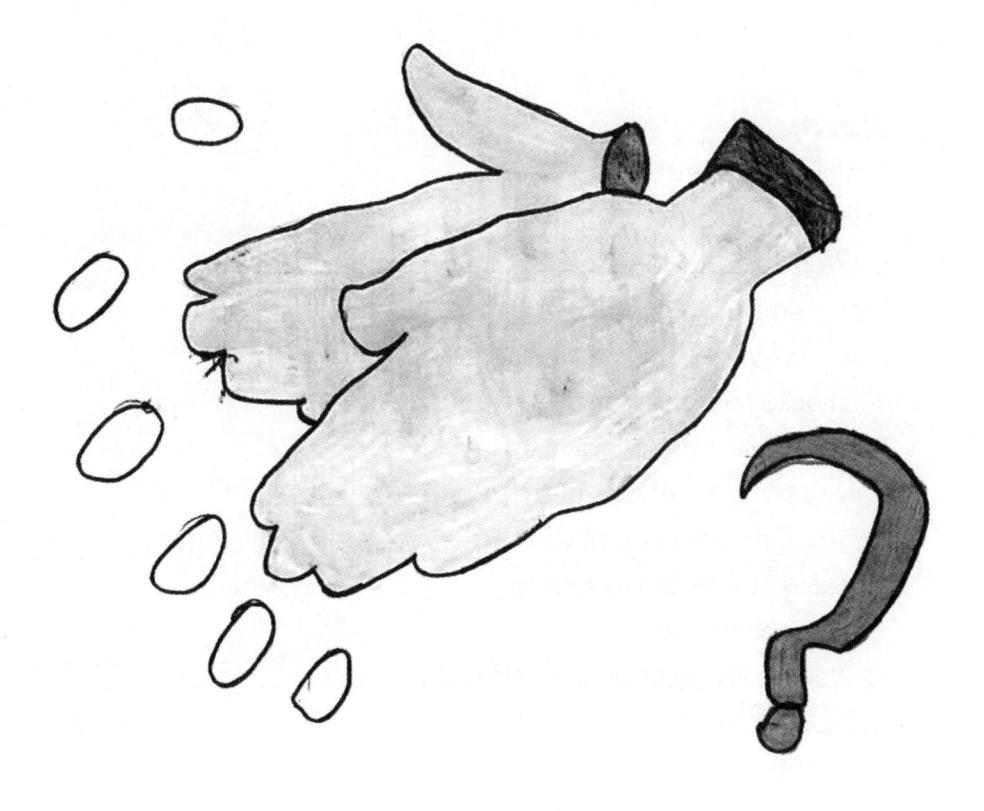

E as palmas?
Artur Oliveira Almeida, 8 anos, autista.

7. E as palmas?

Você chegou
E minha vida transformou
Do meu ventre você saiu
Chegou com um choro afoito
Dor maior nunca senti
Mas ao te ver já esqueci
A emoção não dá pra explicar
Bastou eu falar pra te acalmar
Queria ter o poder de síntese
Pra com um poema explicar
O que tem sido esse paradoxo
Que se chama maternar
Mudou a casa, os planos, a rotina
Troquei as farras por fraldas e serpentina
E quando na noite em claro
Do seu quarto eu via o sol nascer
Eu perguntava: "Deus, quando ele vai crescer?!"
E agora que um ano se passou
A saudade de tudo isso aflorou
E dá vontade de pedir pro tempo parar
Só pra poder pra sempre te ninar
Fico imaginando como será quando crescer,

Já já faz 15 anos e vai me esquecer
E se um dia você disser:
"Mãe, me ama menos, larga do meu pé!"
Desculpa, filho, mas não vai dar...
Pra te amar menos, só se meu peito arrancar
E quando eu estiver velhinha
E o Alzheimer chegar
Lê esse poema
Pra me ajudar a lembrar
Que não foi fácil esse primeiro ano
Os próximos também não devem ser
Mas tudo tem valido a pena
Quando olho pra você!

Vini sempre me pareceu um bebê normal, fazia as coisas que bebês fazem, mamava me olhando nos olhos (e que olhar!), gostava do meu afago, demonstrava isso, compartilhava olhar com as pessoas, fazia gracinhas, sorria, gargalhava, atingia os marcos de desenvolvimento motor sempre a contento. A única coisa que eu achava diferente no Vini era o fato de ele não dormir de dia.

Sempre ouvi a história de que recém-nascido vive de mamar e dormir, com alguns vários cocôs no meio disso. Pois bem, o recém-nascido aqui de casa vivia de mamar e mamar! Com aqueles mesmos vários cocôs no meio disso. Ele só dormia no peito, mas, na hora que eu tirava, acordava. Às vezes acordava tranquilo e eu ficava brincando com ele. Outras, acordava irritado e então era colo, balanço, gracinha, e quando nada dava jeito, mais peito! E assim passava o dia.

Em contrapartida, sempre dormiu muito bem à noite. Lembro que já na primeira semana ele dormia durante

5 horas direto, a enfermeira do plano me dizia que eu tinha que acordá-lo para mamar a cada 3 horas, mesmo que ele não acordasse. Falava que ele podia ter hipoglicemia por não saber mostrar que estava com fome.

Alguns bebês realmente podem ter hipoglicemia se dormirem por muito tempo, por isso precisam ser acordados. É preciso avaliar junto ao pediatra como estão o crescimento e o ganho de peso. Mas não era o caso aqui em casa.

Esse pequeno seguia crescendo e engordando de forma satisfatória e sabia muito bem mostrar quando estava com fome. Eu, que sempre amei dormir, não o acordava, porque sentia que ele realmente sabia me informar quando precisava mamar.

Enfim, Vini era assim, não dormia de dia, mas dormia bem à noite. Eu acabava o dia exausta, mas conseguia descansar bem à noite, tinha dias de ele acordar somente uma vez na madrugada, isso ainda no primeiro mês; diz se não é o sonho de toda mãe?! Ainda me pergunto se essa questão de não dormir aquele mínimo de horas daquelas tabelas do "Sono do Bebê" era da personalidade dele ou em decorrência do autismo.

Alguns estudos mostram que autistas podem ter alterações no sono, principalmente em decorrência da questão sensorial. Qualquer barulho no quarto, na rua, ou até mesmo a costura do pijama podem dificultar a concentração no sono. No caso do Vini, ele sempre dormiu bem à noite, teve poucos episódios de terror noturno (três ou quatro nesses quase 4 anos), por isso acredito que seja da personalidade mesmo.

Até hoje detesta dormir durante o dia. Diz que o dia foi feito pra brincar e a noite pra dormir. É isso. Acho que no fundo ele é um grande apreciador da vida, quer aproveitar ao máximo cada minuto. A gente tem mania de jogar a "culpa" de todo comportamento "inadequado" no autismo, mas nos esquecemos de que nossos filhos são, antes de qualquer diagnóstico, crianças. Têm a personalidade deles e as atitudes típicas da idade também.

Pois bem, voltando ao desenvolvimento, o tempo foi passando e Vini sempre surpreendendo, atingindo os marcos motores até antes do esperado. Virou cedo, sentou cedo, com 6 meses já engatinhava para todo lado, com 7 se levantava com apoio e fazia marcha lateral, aos 8 andava segurando em objetos. A única coisa de que eu sentia falta era de ele bater palmas. Isso me causava certa inquietação.

Desde que iniciamos a introdução alimentar (IA), com 6 meses, comecei a estimulá-lo a bater palmas após as refeições. Ele comia muito bem sempre! Foi outra coisa diferente também: o que é uma etapa complicada para a grande maioria das mães foi uma tranquilidade aqui em casa. Vini aceitava simplesmente tudo que oferecíamos. Não cuspia nada, nadinha. Uma bênção! O sonho de qualquer mãe.

A primeira fruta que ele comeu foi uma pera, e comeu inteirinha, numa sentada. Depois vieram mamão, banana, maçã, melão, manga, melancia, e tudo ele comia muito satisfeito. A única fruta que recusou foi abacate.

Com a papinha salgada foi o mesmo sucesso. Não batíamos no liquidificador, mas também não fizemos BLW (do inglês *Baby Led Weaning*, técnica de introdução alimentar sem uso de talheres, papinhas ou mingaus, guiada pelo próprio bebê e que incentiva a autonomia do mesmo). Oferecia a papinha levemente amassada, de forma a dar uma textura firme que não caísse quando a colher era virada.

Ele comia cenoura, beterraba, brócolis, couve, arroz, feijão, macarrão, carne, frango, peixe, não deixava passar nada. De salgado, o que recusou foi o fígado, porque, vamos combinar, não é uma comida fácil de agradar. Dava gosto ver o bocão que ele abria. Hoje sei que toda essa facilidade na introdução alimentar podia ser um pouco de passividade da parte dele.

A bagunça era grande e demandava muita paciência pela demora, mas quase sempre ele comia tudo. Diz o que mais eu podia querer? Assim foi até depois de 1 ano. Não lembro bem quando ele começou a ficar mais seletivo com a comida, se não me engano foi após entrar na escola, mas a pediatra disse que isso era esperado por ser um período de menor ritmo de crescimento, o que demandaria menos energia e por isso essa redução de apetite nessa época. Houve um tempo em que ele só comia purê de batata e carne, mas passou, hoje já come de tudo novamente.

Mas, voltando às palmas, eu pegava as mãozinhas dele e batia palminha sempre após as refeições, e assim fui fazendo, mas ele nunca tentava fazer sozinho, quando eu soltava não tentava continuar. O que ele fazia quando estava eufórico era o movimento de *flapping* (balançar os bracinhos como se estivesse batendo asas). Hoje também sei que esse *flapping* é bastante presente em crianças dentro do espectro quando estão eufóricas.

Pois bem, Vini fez 1 ano, e nada de bater palmas. Aquilo me incomodava. Eu via todos os bebês da idade dele batendo palminhas no aniversário de 1 ano, e ele nem parecia ver graça nisso. Relatava em todas as consultas com a pediatra que ele não fazia esse movimento, e ela dizia que não era nada preocupante. Vini estava atingindo todos os marcos de desenvolvimento dentro do tempo correto e até antes do esperado; se não batia palmas, é porque não achava interessante.

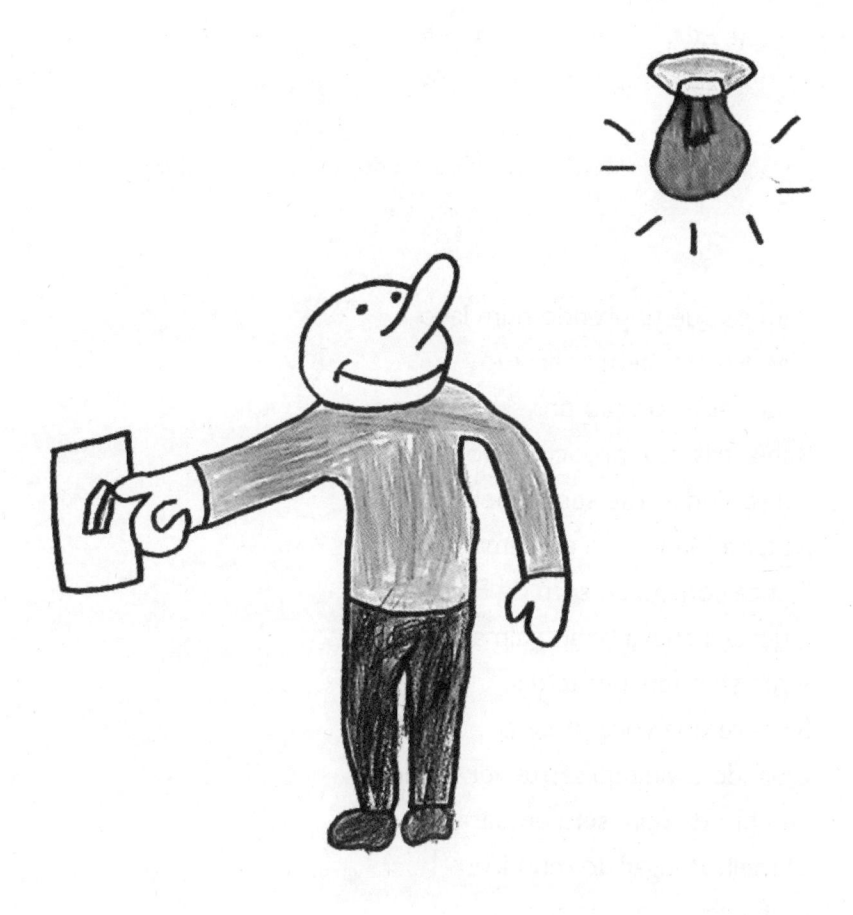

FELIPE A.

Uma luz vermelha.
Felipe Arruda Peixoto, 8 anos, autista.

8. Uma luz vermelha

Vem cá que te prendo num laço
Não frouxo, bem apertado
Pode ser a solução pro seu cansaço
Raiva, tristeza, preocupação também desfaço
Vai te ajudar a se sentir melhor
Respira fundo e se desarma
Dança comigo ao som de Belchior
E deixa a chuva lavar a alma
Vou estar aqui pra te dar
Sempre que você precisar
Quando a vida quiser te ver mudo
Lembra de mim sem embaraço
O melhor lugar do mundo
É dentro de um abraço.

  No primeiro aniversário, não notei nenhum incômodo visível. Estava sorridente, posou para fotos, foi no colo dos familiares, começou a ficar enjoado na hora em que o sono bateu mesmo, mas nada fora do comum. Aqui queria fazer um paralelo no relato pra vocês visualizarem todo o contexto da época.
  Um pouco antes de completar 1 ano, começamos a notar algumas coisas. Não que ele tenha regredido ou perdido algu-

ma habilidade, mas a gente notava que não estava mais naquele ritmo de aprendizado que vinha seguindo. Não aconteciam mais aquelas novidades semanais, aquela fase em que todo dia o bebê aprende uma coisa nova ou faz algo diferente. Era como se ele tivesse dado uma brecada no desenvolvimento, eu já não lembrava a última coisa nova que ele tinha aprendido.

Achei que isso pudesse ser pelo fato de eu ter voltado a trabalhar, talvez ele sentisse falta da minha presença mais frequente, ou talvez, quando eu estava com ele, não tivesse mais toda aquela energia para estimulá-lo, já que vinha cansada do trabalho.

Nessa mesma época, o pai o levava aos almoços de família na casa do bisavô aos sábados (eu não ia, porque trabalhava aos sábados), e ele começou a ficar mais arredio com outras pessoas. Só queria ficar no colo do pai, muito choroso, sem querer ir ao chão ou no colo de outras pessoas, seletivo como não era antes.

Uma tia do meu esposo até comentava, que notava já há um tempo que ele não olhava nos olhos dela, ficava desviando o olhar sempre. Eu achava que era por questão de afinidade mesmo, já que ele olhava bem pra mim, para o pai e os avós.

No meio disso tudo, veio a questão do andar. Lembra que falei que com 8 meses ele já andava com apoio? Então, com um pouco mais que isso ele já andava pela casa inteira arrastando o que estivesse ao seu alcance. Pegava meu criado-mudo de rodinhas (bem pesado, diga-se de passagem) e saía andando a casa inteira arrastando, mas não se soltava.

Eu achava que ia andar bem cedo por conta da firmeza que já tinha nas pernas, mas completou 1 ano e nada de andar sem apoio. Continuava arrastando tudo pra se locomover onde estivesse, mas não se soltava.

Também não tinha interesse em dar a mão pra gente e ir andando. Sabe quando o bebê tá aprendendo a andar e aí ele pega seu dedo bem forte e você vai guiando o caminhar dele? Pois é, nunca tivemos isso aqui. Vini não queria nos dar a mão para ajudar no caminhar, não nos usava como apoio, usava os objetos que encontrava pela frente.

Tentávamos dar a mão, e ele puxava se esquivando. Era capaz de chegar aonde quisesse com o apoio de um objeto, mas não segurava na nossa mão. Já estávamos ficando preocupados com essa demora no andar, mas como o prazo normal é até 1 ano e 6 meses ainda estávamos dentro do limite.

Diante desses fatos, decidimos colocá-lo na creche no segundo semestre, achando que o que estava faltando era contato com outras crianças, já que ele só tinha um primo, dois anos mais velho, mas que morava no interior e se encontravam por pouco tempo nos finais de semana.

Vini estava com 1 ano e 2 meses e ainda não tinha andado sozinho, não batia palmas, não dava tchau, não mandava beijo, não apontava para o que queria, não imitava nossas expressões faciais e estava se mostrando muito arredio em ambientes com muita gente. Ficava assustado e só queria ficar comigo ou com o pai.

Uma luz vermelha começou a se acender em nossas cabeças, mas eu acreditava que tudo poderia melhorar com o convívio com outras crianças. Depositei todas as minhas fichas na creche, como se fosse minha última esperança.

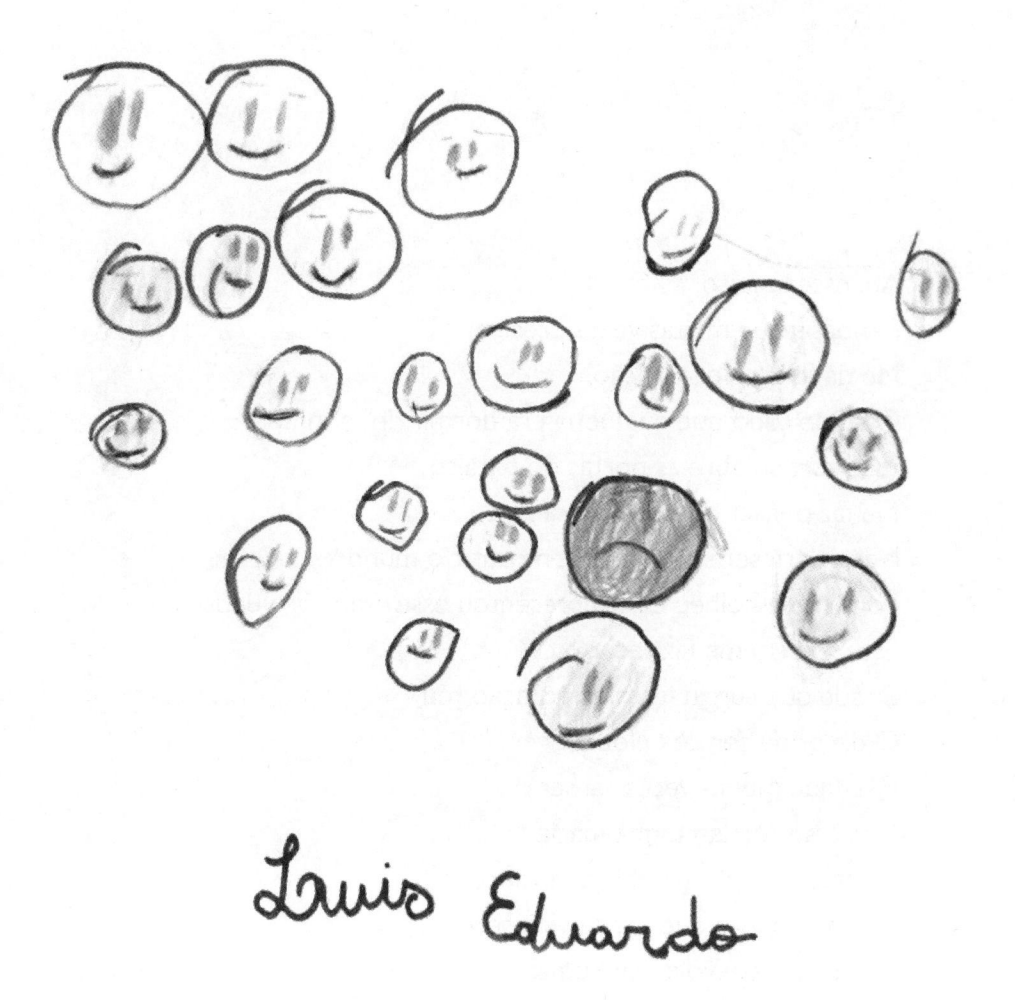

A ficha caiu.
Luis Eduardo Ribeiro Nogueira, 6 anos, autista.

9. A ficha caiu

Ah, esse sorriso
É o oásis que muitas vezes preciso
Me dá força e disposição
Quando tudo que eu queria era dormir de montão
Esse sorriso abre as portas do paraíso
Me faz pensar que nasci para isso
Nasci para ser sua mãe e te mostrar o mundo
Você me escolheu e me apresentou esse amor profundo
Esse sorriso me faz tocar o céu
Desde que surgiu fez meu coração réu
O dia pode ser de enlouquecer
E sei que muitas vezes vai ser
Mas esse sorriso tem a magia
De fazer todo o perrengue evaporar
Não sei mais o que minha vida seria
Se não tivesse você para amar.

Fomos visitar as escolas em meados de junho de 2016, e a diretora da escola que escolhemos disse que ele iria pro Infantil 1 se já estivesse andando até agosto; caso contrário iria pro Berçário. Vinícius andou a primeira vez solto com

1 ano, 2 meses e 19 dias. Assim, entrou na escola em agosto na turma do Infantil 1.

A adaptação foi tranquila, chorou bastante nos primeiros dias, mas tudo dentro do esperado. Na segunda semana, resmungava quando chegava, mas logo ficava tranquilo na sala. Ia buscá-lo todos os dias e notava que ele sempre estava brincando no parque com o mesmo brinquedo, um andador.

Ele adorava ficar empurrando esse andador de um lado pro outro da grama, tanto que muitas vezes eu chegava e ele nem demonstrava interesse, olhava pra mim e continuava no andador. Achava ruim quando eu ia tirá-lo do brinquedo para ir para casa.

Em casa, continuava a mania de empurrar as coisas, que eu achava que ia passar quando começasse a andar sem apoio. A brincadeira dele era praticamente só essa, empurrar caixas, cadeiras, bancos, o que conseguisse.

Além disso, adorava abrir e fechar portas e gavetas. Ficava olhando pra engrenagem da gaveta, como que tentando descobrir como aquilo funcionava, e ali passava horas, abrindo e fechando. Não se interessava muito por brinquedos; o que ainda gostava bastante era um radinho colorido que emitia alguns sons e uma tartaruga com rodinhas. Mas em pouco tempo cansava e jogava o brinquedo no chão. Eu achava que era da idade também, ele ainda não tinha nem 1 ano e meio.

Até então, Vini estava com 1 ano e 5 meses, não falava quase nada (balbuciava mama, papa, imitava alguns bichos, mas nada muito além), não apontava para mostrar o que queria, não dava tchau, não mandava beijo, batia palmas (a primeira vez com 1 ano e 4 meses), mas somente como forma de se parabenizar quando acertava alguma brincadeira, nunca para acompanhar "Parabéns pra você" ou outra música. Atendia ao nome com dificuldade, estava mais restrito com as pessoas e, na escola, que víamos como a possível solução para esses atrasos, seguia ainda tímido, segundo a professora, por conta da adaptação.

Até que um dia, quando fui buscá-lo e fiz aquela tradicional pergunta (que eu fazia todos os dias) "E aí, como estão as coisas?", a professora respondeu com um simpático "Ah, ele tá bem! Só é difícil arrancar um sorriso dele. A gente faz a maior palhaçada e não sorri, ele é muito sério". Fiz uma cara de estranhamento, peguei Vini no colo e fui para o carro.

Nunca vou esquecer essas palavras. Ela nem deve imaginar, mas foram essas palavras que fizeram minha ficha cair. Naquele dia, voltei pra casa remoendo cada uma delas, passando e repassando mentalmente aquela frase mil vezes.

O que estava acontecendo com meu filho? O que havia de errado com ele? Como uma criança que dava tanta gargalhada comigo e com o pai podia ser tão séria em um contexto diferente? Seria timidez? Mas e o resto? Cadê as palmas? O beijo? O abraço? O levantar os bracinhos pedindo colo? Por que era tão difícil conseguir brincar com ele? Por que ele gostava tanto de arrastar as coisas?

Eram muitas dúvidas. Muitos questionamentos. Todos eles estavam guardados dentro de mim, esperando que a escola fosse a resposta pra tudo isso. E a escola foi essa resposta. Uma frase da professora me deu exatamente o que eu precisava. Alguma coisa não estava certa.

Eu tinha certeza disso e não queria mais esperar. Queria descobrir o que era e resolver de alguma forma, ajudar como pudesse. Naquele mesmo dia, relatei o ocorrido ao Diego e concordei que devíamos marcar uma consulta com o neuropediatra. Ele já vinha sugerindo isso havia alguns dias, mas eu sempre pedia pra aguardar um pouco mais a adaptação do Vini na escola.

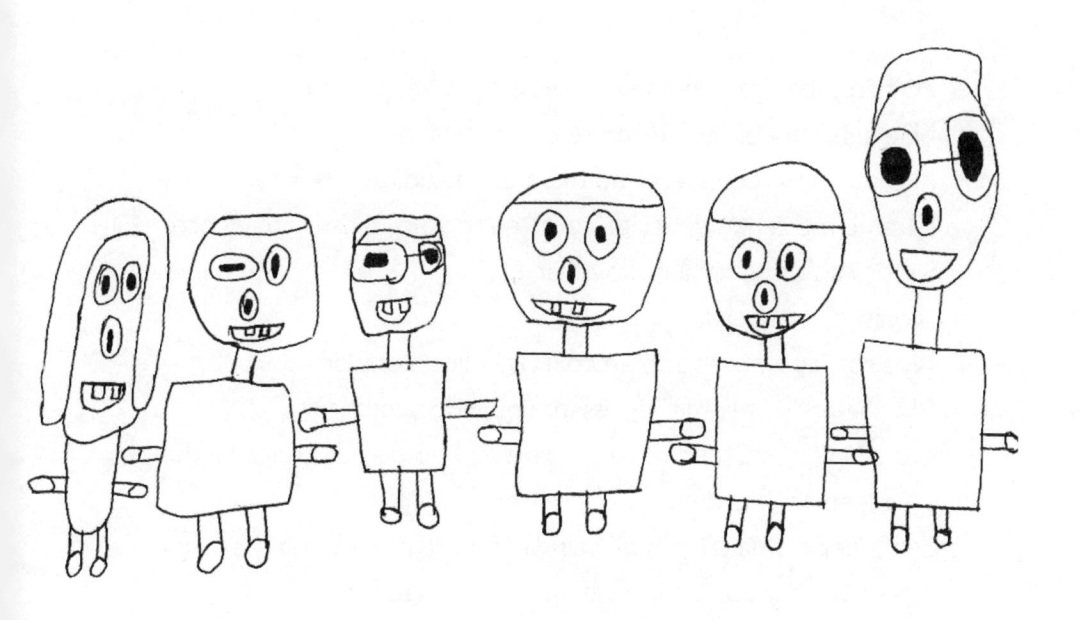

O início da luta.
Artur Oliveira Almeida, 8 anos, autista.

10. O início da luta

Ele não sabe dizer "mamãe, eu te amo" com palavras
Não sei quando, ou mesmo se um dia, vai saber
Mas sabe me reconhecer no meio da multidão
E faz eu me sentir agraciada com "eu te amo" a cada amanhecer
Sinto o amor na ternura do olhar
No abraço a apertar
Nos sorrisos, no olhar maroto, nos beijos a estalar
No chamado "ma-ma" incessante quando acorda
Ou quando está tentando dormir e eu saio do quarto fechando
    a porta
Ser mãe de uma criança que ainda não fala muita coisa
É permanecer por tempo indeterminado naquela fase
Em que a gente precisa aprender a desvendar seus choros
É se emocionar com cada sílaba nova
É manter a calma quando ele fica nervoso por não conseguir se
    expressar como queria
É aprender que se diz muito no silêncio
É ter paciência e enxergar o mundo de uma nova forma
Onde as pequenas conquistas são comemoradas como grandes
    marcos
É pensar no amanhã e sentir medo
Medo de como a época de colégio pode ser um furacão

Para aqueles que não se encaixam em um padrão
Medo de como vai ser quando eu não estiver mais aqui
Medo de não ser boa o suficiente para que ele seja bom o
    suficiente
Medo
Ter medo faz parte da maternidade
Mais ainda quando ela vem com atipicidade
E lutar contra esses medos também faz parte
E faz a gente se sentir gigante
Como se fôssemos capazes de tudo
Com uma força exorbitante
E somos
Juntos nós somos
E ele também é!

    No dia seguinte ao episódio da escola, Diego conversou com um colega neuropediatra que dava aula na mesma faculdade, e relatou o que vinha acontecendo, o que estávamos observando. O colega balançou a cabeça com olhar questionador e disse que realmente seria bom fazer uma avaliação, porque eram muitos pontos questionáveis.

    Marcamos a consulta, só tinha vaga para 4 meses à frente. Deixamos o nome na lista de espera para caso ocorresse alguma desistência. Uma semana depois nos ligaram informando que houvera uma desistência para a manhã seguinte. Confirmamos sem hesitar. Avisamos de última hora nos empregos que na manhã seguinte teríamos que acompanhar nosso filho em uma consulta, mas não dava pra perder essa chance.

    Foi assim que conseguimos a consulta para o final de setembro. A consulta foi maravilhosa, o médico muito atencioso, fez vários testes com Vini enquanto íamos contando nossa história desde a gravidez até aquele momento.

Todo o histórico era muito favorável: gravidez tranquila, parto normal, sem nenhuma intervenção, amamentado na primeira hora, amamentação exclusiva até os 6 meses, prolongada até 8 meses, marcos de desenvolvimento motor atingidos na época. Mas realmente havia alguns sinais de atraso que deveriam ser levados em consideração, leves, mas importantes.

O médico nos explicou bastante sobre o espectro do autismo, as alterações no desenvolvimento de habilidades sociais e de comunicação, interesses restritos, comportamentos repetitivos e o processamento sensorial diferenciado.

Disse que Vini tinha alguns pontos que indicavam o Transtorno do Espectro Autista (TEA), mas, como ele era muito novo (ainda ia fazer 1 ano e 6 meses) e não tinha os sinais mais evidentes (falta de interesse inclusive com os pais, introspecção), não havia como fechar um diagnóstico, pois podia ser um atraso decorrente da personalidade dele mesmo (aquela expressão famosa "o tempo dele").

Mas disse também que estaria sendo irresponsável se nos mandasse para casa dizendo que esperasse o tempo dele e que estava tudo bem. Vini precisava de uma estimulação a mais para tentar acompanhar o desenvolvimento típico. Assim, saímos da consulta com a indicação de uma fonoaudióloga e uma terapeuta ocupacional (TO).

Já em outubro de 2016, fizemos as avaliações com as profissionais indicadas e iniciamos as intervenções. O neuropediatra chegou a falar em terapia ABA (do inglês *Applied Behavior Analysis*, traduzido para o português como Análise do Comportamento Aplicada, uma linha da psicologia), mas que não seria tão primordial nesse primeiro momento, principalmente por ele ser muito novo.

Deixamos uma nova consulta agendada para 6 meses após o início das intervenções e iniciamos nossa luta, independentemente de ter ou não diagnóstico. Estando ou não dentro do espectro, o fato era que Vini precisava de um empurrãozinho a mais para fazer até mesmo as coisas que pareciam simples.

E foi incrível ver como em pouco tempo de terapia ele avançou: fazendo terapia ocupacional e fono uma vez por semana e seguindo as dicas das profissionais em casa, em pouco tempo ele já estava apontando para o que queria. Começou a brincar mais funcionalmente, a compartilhar mais a brincadeira, ficou mais interessado em outras pessoas, passou a balbuciar mais, imitar mais animais, foi um salto incrível!

Em março de 2017, iniciamos a avaliação com uma psicóloga comportamental (porque muitas birras começaram a aparecer, então achamos que era um bom momento pra correr atrás da ABA). A consulta do neuropediatra foi nesse mesmo mês, assim já retornamos com os relatórios da fono, da TO (após os 6 meses de terapia) e com a avaliação inicial da psicóloga.

A essa altura, Vini já ia fazer 2 anos em abril, então a diferença, principalmente na linguagem, em relação a outras crianças já estava bem mais evidente. Eu já sabia no fundo do meu coração que aquele era um caminho sem volta.

Meu menininho não era igual aos outros; meu menininho precisava de mais estímulos, de mais repetições para aprender até mesmo as coisas simples, aquelas coisas que de repente a gente vê as crianças fazendo, intuitivamente mesmo. Vini não era assim!

Eu podia sair daquela consulta com ou sem um diagnóstico de autismo, ou de qualquer outra coisa, não me importava o nome que ia ser dado, ou mesmo se ia ser dado. Eu sabia, no meu coração de mãe, que meu filho precisava daquelas terapias se eu quisesse que ele tivesse uma possibilidade de desenvolvimento próximo ao "normal". Eu sabia que a nossa luta estava apenas começando e que o caminho seria árduo.

Eu sabia que ele ia precisar de mim, da minha total atenção, muito mais que uma criança com um desenvolvimento típico. Tanto que, antes mesmo da consulta de retorno, já tinha decidido sair do emprego para me dedicar integralmente a ele, porque eu sabia que ia fazer a diferença. Podia ter saído daquela sala sem diagnóstico nenhum fechado, mas a minha postura seria exatamente a mesma.

O que estou tentando dizer com tudo isso é que muitas mães relatam que notam alguma coisa diferente nos filhos, atrasos em algumas áreas importantes, perdas ou uso restrito de habilidades, mas que muitas vezes os pediatras, os familiares dizem que aquela criança não tem nada e que é tudo coisa da cabeça da mãe e que vai ser tudo no "tempo dela".

É preciso ter muito cuidado com essa expressão. Não é saudável pra ninguém ficar comparando seu filho com o da vizinha, mas até para esse tempo existe um limite.

É importante observar os detalhes com muita atenção. É fundamental buscar ajuda especializada, uma segunda, terceira opinião, até achar um profissional em que você sinta segurança. Tivemos sorte por ter encontrado essa segurança já no primeiro profissional que procuramos.

Na consulta do final de março de 2017, tivemos a confirmação do diagnóstico de autismo. Iniciamos a ABA em abril e musicoterapia em julho (essa por notar um grande apreço dele por sons, música e instrumentos).

A agenda semanal do Vini consistia em: 1 sessão de TO, 1 sessão de musicoterapia, 2 sessões de fono, 4 sessões de ABA em casa com AT (Acompanhante Terapêutico, a grande maioria das vezes um estagiário de psicologia que faz a aplicação de ABA em domicílio, sob orientação de um psicólogo com formação comportamental) e 1 sessão supervisionada pela psicóloga. Além disso, frequentava a escola regular pela manhã.

A agenda era cheia, sem dúvida, mas com muito amor e carinho foi possível ajustar tudo e ainda sobrar tempo pra ser criança, porque, não tenham dúvidas, ele brinca e se diverte muito, tanto nas terapias quanto fora delas.

No meio de tudo isso, eu, mãe em período integral, decidi utilizar meu perfil em uma rede social como uma forma de ajudar outras mães que estavam na mesma luta ou em processo de diagnóstico. Além disso, mostrar para as pessoas um pouco mais do autismo, desmistificar aquela visão que a gente tem (e eu tinha também) de que autista não sorri, não faz carinho, não ama, não se expressa, não sabe sair "do seu mundo" e interagir com o "nosso".

Eu tenho um filho autista, ele tem o sorriso mais lindo do mundo e você vai ganhar um, se fizer por merecer. Ele me abraça, me beija, me puxa pra perto como quem diz "mamãe, eu te amo tanto", tem um senso de independência enorme! Por volta de 2 anos e meio já se calçava sozinho, tirava a roupa sozinho (menos os braços da camiseta), comia sozinho, subia na cadeira de alimentação sozinho e fechava o cinto, abria o cinto da cadeirinha do carro sozinho, subia e descia do carro também sozinho. Então não vou aceitar que alguém me diga o que ele pode ou não fazer, aonde ele pode ou não chegar.

Um diagnóstico não o define. Ele pode ser o que quiser! Desde que trabalhe bastante (mesmo!) pra isso. E ele vai chegar aonde quiser! Ser neurotípico não garante o sucesso de ninguém. Assim como ser neuroatípico não é uma sentença de fracasso.

Tenho medo, sim, do que nos aguarda no futuro, como vai ser a adolescência, a vida adulta, se vai sofrer *bullying*, se vai conseguir ser independente, ter um emprego, se virar quando eu não estiver mais aqui. Acho que esse sentimento nunca vai embora completamente do coração de uma mãe. Mas pego esse medo e transformo em energia, foco, em busca por estímulos que tragam o melhor para meu filho, tentando dar a ele independência nas pequenas coisas.

Hoje o medo é superado pela alegria em ver cada avanço, cada descoberta, cada novo pequeno passo, cada nova grande conquista. O primeiro ano que se seguiu após o diagnóstico do Vini foi diferente de tudo que eu podia imaginar.

Nem nas minhas projeções mais malucas de adolescente eu poderia sonhar em passar por tudo que passei, em sentir tudo que senti, um turbilhão de emoções que você não sabe onde começa e onde termina. Negação, raiva, barganha, reclusão, aceitação. O medo do total desconhecido. O luto pela perda do filho idealizado.

Talvez tenha sido mais fácil superar porque sempre evitei idealizá-lo, trabalhei muito isso internamente, ainda grávida: meu filho vai ser o que ele quiser, e não o que eu espero! Minha missão é dar uma boa educação, formar uma boa pessoa, de bom coração, que respeite o próximo, e ele vai seguir pelo caminho que desejar, o importante é que ele plante o amor! E o amor, ah, o amor, isso Vini planta como ninguém. Acho que estamos no caminho certo, então.

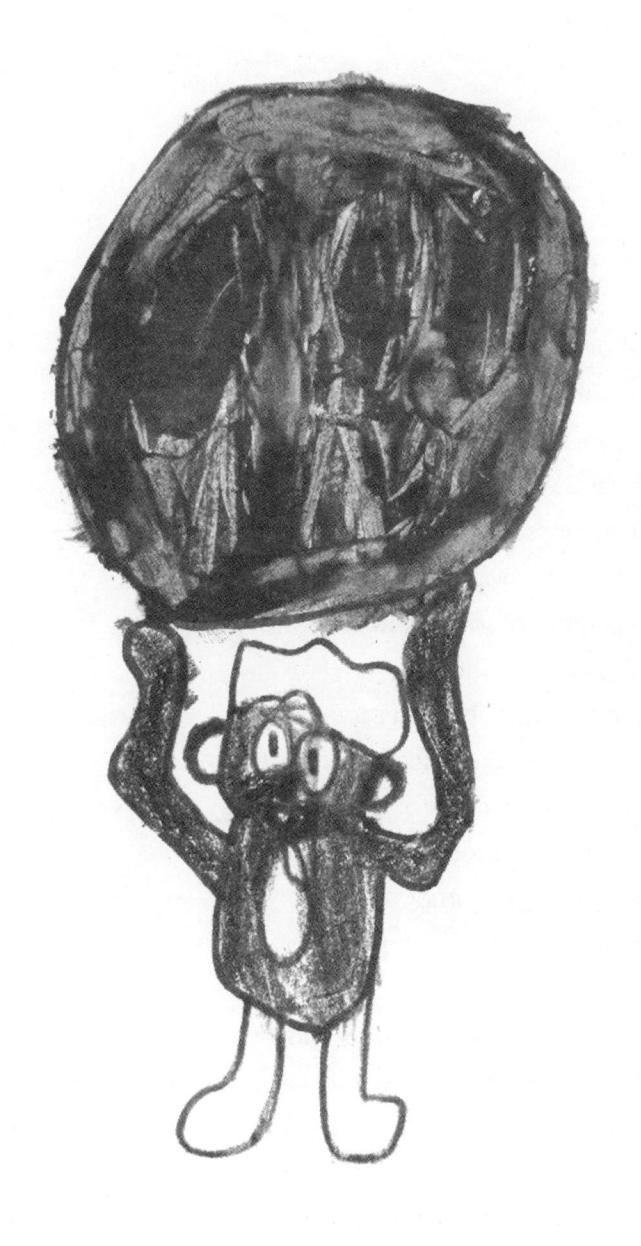

Não é culpa sua.
Artur Oliveira Almeida, 8 anos, autista.

11. Não é culpa sua

Família é bicho engraçado
Às vezes vai cada um pra um lado
Mas na hora do perrengue danado
Sempre vai ter quem te acolha com um abraço
Na infância nosso exemplo
Na adolescência nosso tormento
Na fase adulta nosso templo
Na velhice nosso fomento
Tem a família em que nascemos
E também aquela que escolhemos
Os amigos sem os quais não vivemos
Aqueles que nem mesmo a distância
Consegue diminuir a importância
Tem ainda a família que construímos
Quando com outra pessoa nos unimos
Família com duas mães ou dois pais
Sem filhos, com adotivos ou naturais
Há quem chame de família seus animais
Não esqueçamos por favor
Das mães solos e de sua coragem
Com a cria no colo e muito amor
Todo o resto é bobagem

Nenhuma família é perfeita
Pra funcionar não existe receita
Muito além dos laços de sangue
Família tem que ser sua gangue
Aquela que no meio do furacão
Vai lá e te estende a mão
Não importa credo nem cor
Família é onde tem amor.

Um recado aos familiares, tão importantes nessa nossa jornada: apoiem a mãe que está com essa suspeita! Tenha empatia, seja suporte, conforto. Já é muito difícil passar por toda essa angústia e dúvida. Sem o apoio de quem mais se ama, então, é mais difícil ainda.

Pode ser que não seja nada? Pode! Mas não deixe uma mãe pensar que está lutando contra o mundo, que está imaginando coisas, não seja aquela pessoa que diz "Essa mulher fica procurando problema no filho". Mãe sabe, sente! Mãe tem uma intuição inexplicável. Essa intuição não merece ser menosprezada.

Mães, busquem ajuda! Não tenham medo de um diagnóstico; seja ele qual for, medo maior você deve ter de não conseguir proporcionar ao seu filho as melhores possibilidades para o desenvolvimento dele. Não se prendam a um nome, à carga negativa que ele leva (por falta de informação das pessoas), se prendam à vontade de ver seu filho crescer da melhor forma possível.

Eu passei pela fase de luto. Não na época da confirmação do diagnóstico, mas na época em que comecei a notar que ele era diferente. Chorei. Muito! Me perguntava por que aquilo estava acontecendo. O que ia ser do meu filho dali pra frente? E não achava respostas.

A sensação é que eu tinha dado o melhor de mim, mas ainda assim não havia sido suficiente, nada parecia suficiente. O passado eu não podia mudar, o presente também não, mas eu podia lutar por um futuro. E foi essa possibilidade que me reergueu, me fez aceitar e perceber que de braços cruzados, lamentando a vida, nada mudaria. Mas se eu me preparasse pra batalha, com muita luta, nós poderíamos vencer.

Vencer não o autismo, porque isso faz parte do Vini e vai fazer para sempre (e se esse detalhe o ajuda a ser quem ele é, eu amo até mesmo isso, porque não mudaria nada no meu filho), mas vencer as limitações que ele pode trazer.

Comecei a ler, pesquisar, é incrível o que você vai aprendendo, as pessoas que você vai conhecendo, as histórias de vida. Essas histórias vão te trazendo força, renovando suas esperanças, te fazendo acreditar que existe, sim, vida após o diagnóstico! Existe uma vida linda a ser vivida junto com nossos filhos, existe um futuro esperando por eles, e esse futuro depende muito de tudo que você permite a ele hoje. Pense nisso. Vamos fugir do medo, vamos conversar e nos ajudar.

A culpa, famosa companheira que nasce junto com uma mãe, pode aflorar depois de um diagnóstico desses. Você se pergunta: "Onde errei? O que fiz a mais ou a menos? Onde podia ter sido melhor?" A culpa nos ronda. Mas não é nossa.

Não é culpa daquele chope que você tomou antes de saber que estava grávida. Não é culpa daquele show com música alta que você foi. Não é culpa da dose de ácido fólico usado no início da gravidez. Não é culpa da vacina que você deu com 1 ano. Não é culpa do desenho com galináceos cantantes que ele assistia quando era bebê. Não é por ele ser mimado. Não é culpa sua!

A sociedade insiste em culpabilizar a mãe, tentar encontrar um motivo, uma causa, uma razão. O autismo ainda é um campo muito desconhecido, pouco se sabe sobre suas causas, mas sabe-se que há um importante fator genético envolvido. Mesmo nos casos de autismo regressivo, há uma predisposição genética.

Um gatilho ambiental pode aflorar as mudanças de comportamento, as perdas de habilidades, as regressões no aprendizado. Mas, mesmo nesses casos, há uma questão genética que não pode ser negligenciada. Pode ter sido uma alergia, uma doença, uma cirurgia; se não fosse isso, poderia ser qualquer outra coisa mais à frente. O autismo estava ali no íntimo do material genético do seu filho, desde que ele nasceu. Não sei se existe algum estudo científico que comprove isso, mas gosto de pensar dessa forma. Se aconteceu, é porque era pra ser e aconteceria de qualquer forma, mais cedo ou mais tarde.

Você tem ideia do número e da variedade de mutações que podem ocorrer durante a formação de um bebê? E que essas mutações ocorrem ao acaso? Acaso! Não se sabe como, nem por quê, nem como impedir, só se sabe que elas acontecem. Acaso. A ciência não explica. Ainda. Quem sabe um dia explique. Mas é importante você entender que não é culpa sua! A maternidade por si só já é muito pesada para todas as mulheres, você não precisa carregar mais esse peso nos seus ombros. Liberte-se! Alivie a sua caminhada!

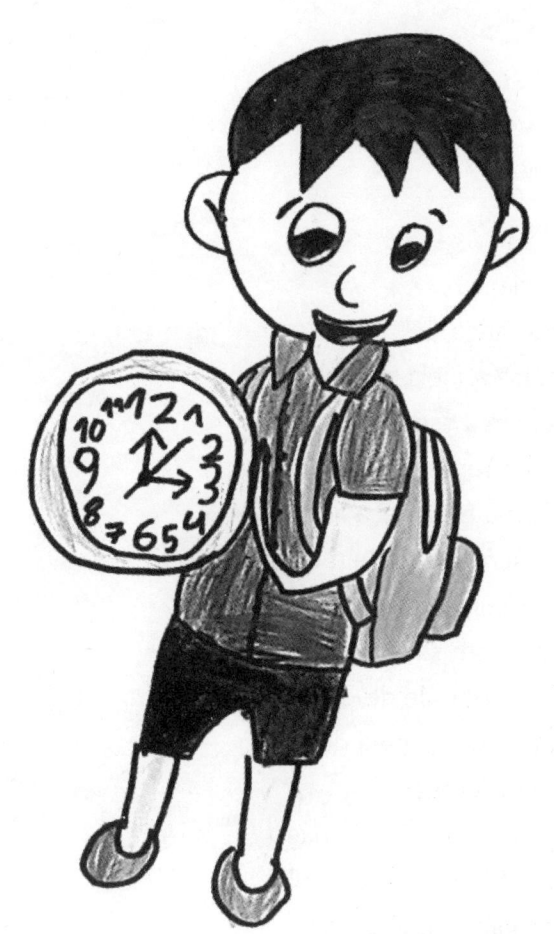

FELIPE A.

"Cada criança tem seu tempo".
Felipe Arruda Peixoto, 8 anos, autista.

12. "Cada criança tem seu tempo"

Criança sendo criança
Vai lá e entra na dança
Brinca na terra, faz aquela lambança
Com tinta, desenha a esperança
Vem, criança, vem semear
Aproveita a infância e começa a pular
Se joga na água, sem medo de molhar
Ou na piscina de bolas, sem risco de afogar
Corre sem rumo, sem saber aonde chegar
Leva no sorriso a vontade de cativar
E me desmonta com a pureza do olhar
Vem, criança, vem semear
Não se preocupa com contas a pagar
Com o tempo, o futuro ou vestibular
Aproveita que a infância, criança,
É Tempo de Brincar.

  Outro dia, li em uma rede social um post daqueles que dão até preguiça de comentar, mas sobre os quais é necessário falar. Citava a máxima "cada criança tem seu tempo", que tem que ser respeitado e não deve ser apressado, e blá-blá-blá.

Cada criança deve ser respeitada, sim. Como indivíduo único que é. Isso inclui oferecer a ela a oportunidade de mostrar o seu melhor, de ter as ferramentas que atendem bem ao seu caso, ter um suporte adequado para enfrentar melhor essa batalha que é o crescimento e o desenvolvimento.

Até para esse famoso tempo que tanto se fala existe um limite! Os pais perdem um tempo preciosíssimo de estimulação precoce por ouvir em toda consulta essa frase dos pediatras, por ouvir da vizinha que o filho dela só falou com 4 anos e não tinha problema nenhum, ou de um familiar que seu filho faz (ou não faz) isso ou aquilo porque é mimado e tem tudo na mão, por ouvir da amiga que o filho não pega nisso ou naquilo por frescura.

É preciso ponderar. É preciso ouvir sua intuição de mãe/pai mais do que qualquer outro conselho. É fundamental buscar ajuda especializada, porque os pediatras muitas vezes não têm o olhar refinado necessário para diagnosticar um atraso de desenvolvimento precocemente, nas sutilezas. E não é culpa deles, é da formação que eles recebem. Por isso existem os especialistas, para acompanhar o desenvolvimento nas particularidades.

Se o atraso não estiver ali gritando, passa despercebido pelas consultas pediátricas de rotina. E os pais esperam até 3, 4, 5 anos e perdem um tempo de ouro para a estimulação precoce. Talvez eles passem um bom tempo da vida se perguntando como poderia ter sido se tivessem ouvido seu coração antes dos palpites de terceiros. É preciso ouvir esses pais, acolher. É preciso ter muito cuidado com o que se compartilha nas redes sociais, pois às vezes o que você fala é tudo que a pessoa do outro lado não precisa ouvir.

Estimulação precoce não é entrar num treinamento para disputar qual bebê faz mais coisa com menos idade, mas sim estimular aquele bebê com atenção, direcionamento e os cuidados necessários, permitindo-lhe atingir todo o potencial que está ali adormecido. Isso é respeitar uma criança, oportunizar! E aí sim aguardar o tempo dela, com paciência e persistência, dando as ferramentas necessárias para que ela adquira a aptidão quando estiver pronta.

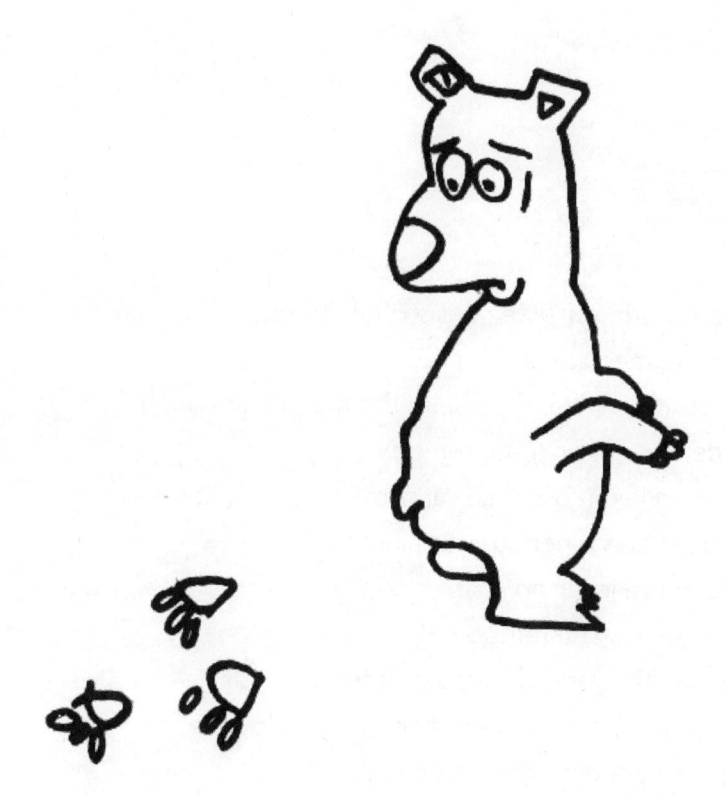

Desistir não é uma opção.
Luis Eduardo Ribeiro Nogueira, 6 anos, autista.

13. Desistir não é uma opção

Eu pensava que ser mãe consistia em ensinar
Ensinar a comer, andar, falar
Doce ilusão a minha, trata-se muito mais de aprender
Aprender a esperar o seu tempo
Aprender que um dia você vai comer tudo e pedir mais!
No outro, não vai nem triscar na comida.
Ou vai, só pra jogar no chão
Tudo vai ser no seu tempo
Eu posso estimular, brincar, dar as ferramentas
Mas você vai decidir quando perder o medo
e se soltar para dar os primeiros passos
Depois, vai sair correndo e eu atrás com medo de uma queda
Aí você vai me ensinar que cair também pode ser muito divertido
porque nos dá a chance de levantar
e começar tudo de novo
Eu achava que ia ensiná-lo a falar,
mas na verdade você me ensinou a decifrar
cada balbucio, sílaba ou palavra que sai dessa boquinha
Tem coisas que só eu vou entender,
porque mãe tem audição biônica
e com tecla sap para o idioma bebenês
Hoje você faz 2 anos e eu sigo aprendendo todos os dias...

Aprendendo a enxergar o mundo com mais leveza,
através dos olhos de um bebê (agora criança)
que gosta de mergulhar no seu próprio mundo
e sempre que você mergulhar, filho,
eu vou junto pra ver qual é,
porque eu te amo
do jeitinho que você é!

Quando Vini iniciou as terapias, em outubro de 2016, com então 1 ano e 6 meses, recebemos uma série de recomendações e dicas das terapeutas como "tarefa de casa", para que pudéssemos ser multiplicadores e assim todos os dias as atividades das sessões seriam reforçadas, melhorando a resposta ao tratamento. Vou citar algumas que nos ajudaram muito, de repente pode ser que ajude alguma família que está passando por algo parecido. Lembrando que na época o principal foco era melhorar a comunicação (tanto não verbal quanto verbal), a concentração em atividades e o brincar funcional.

Para ensiná-lo a apontar, a recomendação era de, sempre que fôssemos entregar algum objeto, fazer o gesto do apontar com a mão dele. Como ele não sabia fazer esse gesto espontaneamente, nós pegávamos sua mão, dobrávamos os dedos pra dentro, deixando somente o indicador apontando. Era feito exatamente assim, manualmente mesmo.

Segurando a mão dele dessa forma, nós encostávamos a ponta do indicador no objeto, ao mesmo tempo em que perguntávamos, de maneira bem articulada e olhando bem nos olhos dele, "Você quer?", e reforçávamos o "quer" mais uma vez. Só depois de fazer isso o objeto era entregue nas mãos dele. Assim ele foi aprendendo que era preciso apontar para ganhar o objeto que queria.

O "tchau" e o soltar beijo também foram ensinados mecanicamente, já que de maneira espontânea ele não imitava, nem tentava imitar. Então, sempre que íamos sair de casa sem ele ou que alguém ia sair lá de casa, nós dávamos o "tchau" verbalizando e gesticulando e depois pegávamos a mão dele e fazíamos o gesto do "tchau" umas três vezes, também verbalizando. Sempre! A consistência e a repetição são fundamentais nesse processo. Não é fazer uma vez ou outra, é sempre, até ele aprender e incorporar à rotina. Para mandar beijo, da mesma forma, fazíamos o gesto primeiro e depois pegávamos a mão dele e guiávamos a ação, repetindo umas três vezes.

Para melhorar a concentração nas atividades, a orientação era reduzir o espaço disponível e evitar ao máximo objetos distratores por perto. Então, em vez de ir brincar no chão da sala, passamos a brincar no berço. Assim ele não tinha muito como se levantar e sair no meio da atividade para mexer em alguma coisa.

Se fosse um brinquedo de encaixe, por exemplo, eu fazia primeiro de forma bem devagar, e sempre narrando o que estava fazendo. Depois pegava a mão dele e a levava até a próxima peça que seria encaixada, também narrando, e, ainda segurando a mão dele, colocava a peça no local correto. Fazia mais uma vez sozinha e na próxima vez aguardava pra ver se ele iria pegar a peça. Se ele não pegasse espontaneamente, eu o ajudava. E, claro, a cada peça colocada, comemorava bastante.

Para leitura (ele não tinha a menor paciência em ouvir historinhas), trabalhávamos bastante com livros de textura e sons, sempre de frente para ele, na altura dos olhos, narrando a história de forma pausada e bem articulada, fazendo caras e bocas bem exageradas para despertar o interesse.

Outra recomendação unânime entre as terapeutas foi de

não deixar os brinquedos facilmente ao alcance. A orientação era colocá-los em uma posição mais alta ou em um lugar em que ele não conseguisse pegar sozinho. Isso pra ele começar a "pedir" os brinquedos, apontar, se comunicar de alguma forma pra ter o que queria.

Além disso, não deixar todos disponíveis ao mesmo tempo, porque com isso ele perdia o foco muito fácil e acabava não brincando com nada, só ficava jogando as coisas sem funcionalidade.

Seguimos essa orientação. Nenhum brinquedo ficava no quarto dele, eles ficavam em sua maioria num quarto que era usado como escritório, fechado com uma portinha daquelas de segurança para criança. Dessa forma, ele precisava ir até a porta e apontar para onde estavam os brinquedos, mostrando que queria algo de lá, e, mais pra frente, só abríamos a porta se ele emitisse algum som semelhante a "abrir".

A gente se abaixava e falava com os olhos na altura dele, de forma bem articulada "Você quer abrir?", dando bastante ênfase no "abrir". E assim ele foi começando a emitir o "a-bi".

Pois bem, após quase um ano de início das terapias, resolvemos testar colocar os brinquedos de volta no quarto, pra ver se funcionaria. O resultado é que o quarto dele finalmente passou a ter cara de quarto de criança. Além disso, ele começou a brincar lá dentro, e passei a ensinar a guardar os brinquedos no final da brincadeira.

De vez em quando, acontece de querer sair pegando as peças e jogando desordenadamente, mas intervenho, digo que daquele jeito não dá certo e que ele tem que escolher um brinquedo por vez. Tem funcionado bem, e a casa anda muito mais arrumada. Aquelas pequenas conquistas que nos mostram como tudo feito com amor vale a pena e que desistir não é uma opção.

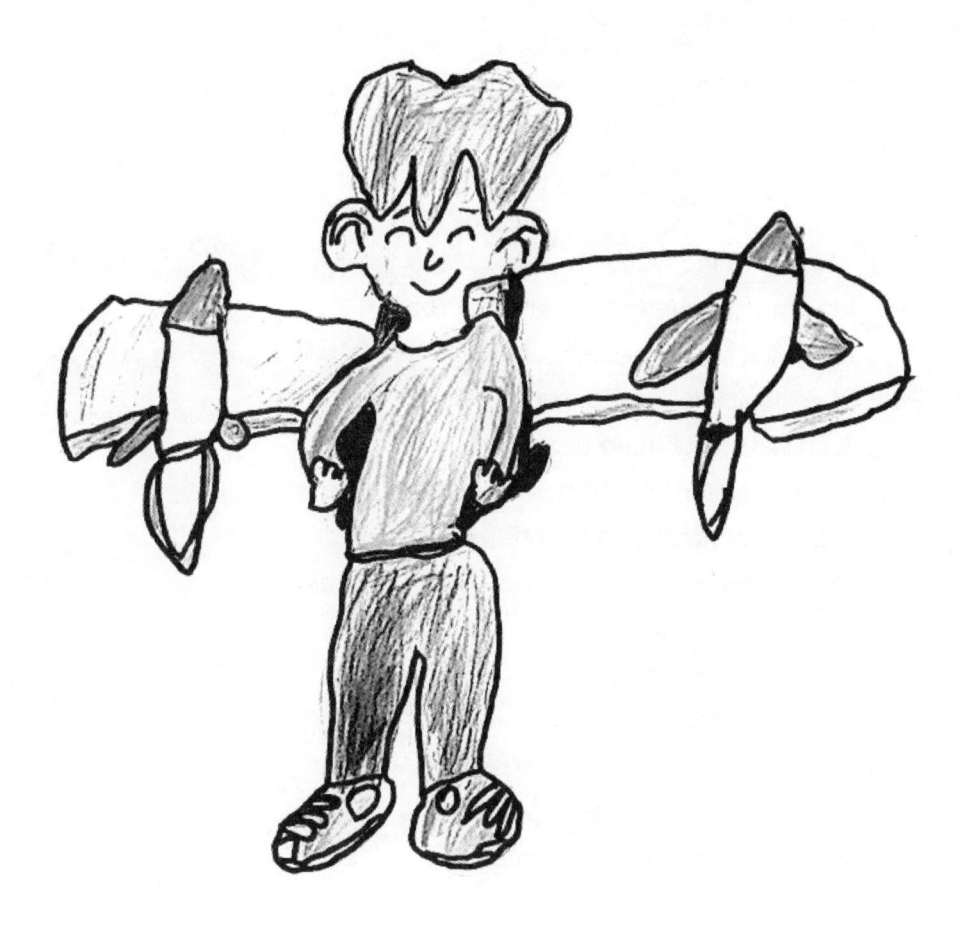

FELIPE A.

Voa, meu filho, voa.
Felipe Arruda Peixoto, 8 anos, autista.

14. Voa, meu filho, voa

Voa, meu filho, voa
Mostra pro mundo teu sorriso à toa
Ajuda a transformar isso aqui
Num lugar melhor pra curtir
A coisa toda tá meio bagunçada
Na política uma roubalheira danada
Difícil encontrar quem tenha valores
Quem pense primeiro no povo e suas dores
Pra se aposentar
Só se 100 anos durar
Direito trabalhista? Já era!
Estamos quase voltando ao regime escravista
Outro dia uma senadora publicou:
"E o Congresso continua autista"
Por só pensar em um item da lista
Ah, senhora senadora, se ninguém te explicou
Me permita, por favor
Que sorte a nossa vai ser
Quando os autistas assumirem o poder
A malícia dos governantes vai morrer
Corrupção seria só recordação
Assim o país sairia desse furacão

Fala-se muito em deixar
um mundo melhor para os filhos
Acho que precisamos reformular
Já que o mundo tá fora dos trilhos
Que tal pensar em deixar
um filho melhor para o mundo?
Quem sabe assim vai chegar
O dia em que as coisas entrem no rumo.

Quando o neuro do Vini nos recomendou ABA, ele foi bem cuidadoso ao explicar do que se trata a terapia e de como ela é aplicada. ABA é uma sigla (do inglês *Applied Behavior Analysis*) que significa Análise do Comportamento Aplicada. Ou seja, é uma terapia fundamentalmente comportamental e, como tal, trabalha muito com o sistema de recompensa.

Ele nos disse que alguns pais não viam com bons olhos essa terapia por achar parecido com um adestramento, já que, analisando superficialmente, propõe o ensino de novos comportamentos através de recompensas.

Por exemplo: a criança emite uma resposta (ação – com ajuda do adulto ou não) e recebe, imediatamente após essa emissão, algum objeto/brinquedo de interesse, reforçando assim seu comportamento. O reforço é dado mesmo que a criança não faça de forma independente, desde que tente fazer ou faça com ajuda.

Trabalha-se muito a repetição dessa demanda até que seja feita de forma consistente e independente. Depois, essa habilidade é incorporada à rotina da criança e ao contexto social. Todos os resultados da ABA são anotados e podem ser quantificados, dando uma ideia real, palpável, dos avanços da criança em cada habilidade trabalhada.

Pois bem, explicado tudo, ele nos indicou uma psicóloga que é referência na aplicação de ABA aqui em Fortaleza. Em abril de 2017, iniciamos a terapia, sem saber muito bem do que se tratava, sem saber o que esperar, mas sempre acreditando que traria benefícios para nosso filho. Após um ano de ABA, o que posso dizer é que as coisas mudaram muito por aqui. E pra melhor!

Quando iniciou, um pouco antes de completar 2 anos, Vini era um bebê que quase não se comunicava verbalmente, falava algumas poucas palavras (de duas sílabas repetidas), imitava alguns animais e balbuciava muito pouco. Lembro de a psicóloga ter nos solicitado na avaliação uma lista das palavras que ele falava e essa lista não ter dado nem 15 palavras, isso incluindo os sons de animais que imitava e as palavras das quais ele só pronunciava a última sílaba (ele falava "vá" pra chuva, por exemplo).

Ela olhou pra mim e disse: "Nem se preocupe, você vai ver o tamanho que essa lista vai estar daqui a pouco, não vai dar nem para enumerar".

E eu confiei. Porque ela me passou total segurança do que estava fazendo enquanto me dizia isso. Dito e feito! Hoje Vini é um tagarela, o que mais conversa na sala de aula da escola, tem horas que sinto vontade de pedir pra ficar calado ao menos por dois minutos pra eu ouvir meus pensamentos. Tem um vocabulário incrível que às vezes me leva a perguntar onde ele aprendeu tal palavra.

Repete tudo que a gente fala e um dia desses saiu repetindo inclusive "repesentatividade" (representatividade) depois que a acompanhante terapêutica dele soltou essa em uma sessão. Olha pra isso, uma palavra de oito sílabas! Pra quem um ano antes mal juntava duas iguais!

Todo o processo da fala foi construído aos poucos, primeiro trabalhando palavras isoladas, nomeação de objetos, depois juntando duas palavras, sendo um verbo e um pronome ou um objeto e uma cor, por exemplo (me dá; carro azul). Em seguida veio a tentativa de formar frases simples, com três palavras (me dá gagau) e assim seguimos.

No início, a gente notava a força que ele precisava fazer para falar. Era como se ele soubesse o que dizer mas não conseguisse articular as palavras, como se houvesse tanto uma dificuldade motora quanto de comunicação entre o cérebro e a boca. A fala era bem pausada e com muito esforço. O trabalho da fono, direcionado para apraxia, foi fundamental para melhorar essa dificuldade motora.

Com um ano de ABA, associado às demais terapias, ele já estava formando frases espontâneas, com relação de causa/efeito, elaborando perguntas, completando trechos de músicas, engatando uma frase na outra. E não foi só na linguagem o seu avanço, mas no brincar, na coordenação motora, no imitar, na socialização, na atenção compartilhada, e não sei mais nem dizer em quê. O que eu sei é que o meu bebê virou uma criança bem resolvida, cheia de atitude, conquistando dia a dia mais um pouquinho da sua independência.

A ABA foi um divisor de águas aqui em casa. Foi o que me trouxe resultados mais visíveis com o Vini. Claro que sempre associada às demais terapias. Mas costumo dizer que, se tivesse que escolher somente uma terapia pra manter, se não pudesse pagar por nenhuma outra, eu ficaria com a ABA, porque foi onde vi meu filho mostrar seu maior potencial.

Uma observação importante: isso foi o que funcionou aqui! Não é regra. Conheço mães que dizem que a ABA foi um atraso para os filhos. O que funciona com meu filho pode não funcionar com o seu. O que dá certo hoje pode não dar amanhã. Vamos vivendo um dia de cada vez, sempre tentando tirar o melhor que podemos.

Então não assuma como regra o que outra família vivenciou. Faça suas próprias tentativas, experimente. Se notar que seu filho não se adaptou, procure outras opções terapêuticas; existem várias abordagens diferentes, com certeza alguma delas vai te tocar em especial.

Sobre a cobertura por plano de saúde, infelizmente ainda está bem distante do ideal. Pelo SUS, então, nem se fala. São pouquíssimos locais habilitados e qualificados para aplicar essa terapia da forma correta, as filas de espera são enormes, crianças passam até dois anos aguardando vaga para iniciar as intervenções, perdendo um tempo precioso de estimulação.

Quando se fala em adolescentes e adultos, a realidade é ainda mais difícil. A grande maioria das clínicas limita o atendimento até a faixa etária de 12 anos, como se nossos filhos não fossem crescer e continuar precisando de acompanhamento.

Os governantes precisam olhar de forma mais cuidadosa para essa causa. É fundamental ampliar essa rede de cobertura; só com uma boa política pública será possível disponibilizar o atendimento adequado às pessoas com autismo no nosso país. Há um potencial enorme escondido nessas pessoas, elas só precisam de uma oportunidade para mostrar.

Aqui em Fortaleza, atualmente, temos um plano de saúde que cobre integralmente a aplicação da ABA. Quando falo em cobertura integral, me refiro às sessões supervisionadas com a psicóloga e às sessões com o atendente terapêutico (AT), normalmente um estagiário, estudante de psicologia.

Como a ABA costuma ser aplicada diariamente, podendo chegar a até 4 horas por dia, seria impraticável pagar a hora para um profissional. Então o que as clínicas costumam fazer é disponibilizar um estagiário, mediante pagamento de uma bolsa mensal, para fazer o atendimento diário domiciliar e uma vez por semana a sessão supervisionada com o psicólogo.

A grande questão é que os planos de saúde não encaram o valor pago ao estagiário como parte obrigatória do tratamento, pois, por não ser um profissional habilitado, não está incluído no rol da ANS (Agência Nacional de Saúde Suplementar, órgão vinculado ao Ministério da Saúde que regula o mercado de planos de saúde). Por isso eles só cobrem a sessão supervisionada com o psicólogo. Essa é uma das grandes batalhas dos pais de autistas com os planos de saúde. Além da ampliação da rede de cobertura, que não costuma atender à demanda existente.

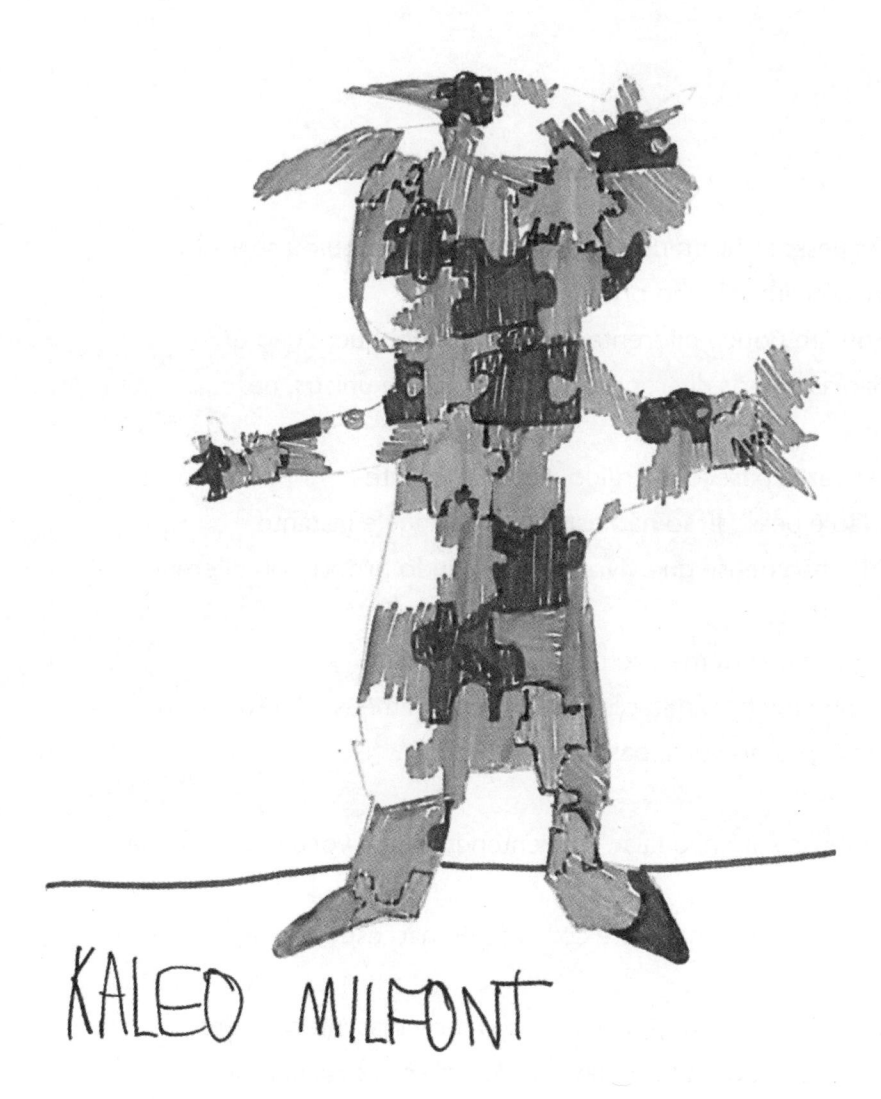

Autismo não tem cara.
Kaleo Freire Milfont, 11 anos, autista.

15. Autismo não tem cara

As pessoas falam de mim como se fosse tabu ou segredo
Eu sou autista, não precisa ter medo
Sou um pouco diferente, mas, no fundo, quem não é?
São as nossas diferenças que nos tornam únicos, né?

Às vezes pareço distraído, frio ou distante
Não é pessoal, só não estou a fim naquele instante
Mas não pense que vivo em um mundo próprio ou diferente
    do seu
Somos de um mesmo mundo, você e eu
Tenho minhas limitações, mas também meus talentos
Assim como você, basta ficar atento

Eu posso até não falar, mas entendo o que você tem para me
    dizer
Por favor, não me trate como se eu não estivesse aqui com
    você
Assim como um espectro, posso ter várias intensidades
Severo, moderado ou leve, cada um com suas dificuldades

Posso balançar as mãos ou dar pulinhos
Gostar de girar e dar gritinhos

Não pense que sou mal-educado
Às vezes faço isso quando estou alegre, eufórico ou para ficar
    mais calmo
Mas também posso não gostar de nada disso
Cada um tem sua forma de expressar as tensões e alegrias, já
    pensou nisso?

A quebra da rotina me incomoda
A antecipação dos fatos me conforta
Os estímulos do ambiente chegam a mim de forma diferente
O que para você é normal, pode me deixar impaciente
Tenho dificuldade em entender ironias
Se você puder ser mais direto, me livra dessa agonia

O autismo não me define
Sou muito mais que um diagnóstico
Peço que não me discrimine
Deixa eu te mostrar como sou fantástico
Não pense que não sou capaz, porque eu sou, sim
Às vezes preciso um pouco mais de tempo para a habilidade
    chegar em mim

Com muito amor e paciência posso alcançar
O que você estiver disposto a me ensinar
Mesmo que eu precise muitas vezes tentar
Te peço para nunca deixar de acreditar
Pois um belo dia, quando você menos esperar,
Vou fazer aquilo que os bobos não ousavam sonhar.

O autismo leve, de leve, só tem o nome. Faz parecer que tudo é fácil, mas não é bem assim. Não é fácil pra ninguém! A maternidade, por si só, já não é fácil pra ninguém. Acredite, você tem suas lutas diárias, a blogueira famosa que só posta fotos de família feliz, digna de propaganda de margarina, também tem as lutas dela. Se a maternidade típica já não é fácil, acrescente um desenvolvimento atípico nessa receita, para ver que o "ponto do bolo" fica um pouco mais difícil de ser atingido.

Cada autista, independentemente do grau, tem (e sempre terá) suas próprias particularidades, suas dificuldades a serem trabalhadas, seus desafios a serem vencidos.

Tem aqueles que são totalmente dependentes de outra pessoa, até para as atividades mais simples, e talvez o sejam para sempre. E tem aqueles que vão conseguir ser independentes, com uma consequente percepção maior de si mesmos, precisando se encaixar, ou tentar se encaixar, a uma sociedade que não está preparada para receber o diferente. E tem um monte de gente entre esses dois extremos.

Sobre os graus do autismo, atualmente classifica-se em leve, moderado e severo, de acordo com a quantidade de apoio necessária para contemplar as necessidades de cada um. O grau leve necessita de pouco apoio, o moderado, de apoio substancial, o severo necessita de apoio muito substancial.

Vale observar que esse grau não é fixo nem definitivo. Pode variar ao longo da vida do indivíduo. Uma criança diagnosticada como autista severo pode responder bem às terapias e passar a ser moderado ou até mesmo leve. Assim como uma criança diagnosticada como leve pode passar por algum trauma (a perda de um ente querido, por exemplo) e ter uma regressão. Nada é definitivo, e não existe um padrão estabelecido. Por isso se fala em espectro e por isso a necessidade de constante estimulação.

Na consulta em que recebemos a confirmação do diagnóstico do Vini, o neuropediatra nos disse que acreditava que ele estaria classificado como autista leve (depois da aplicação de um questionário, vimos que na verdade ele era moderado, principalmente por conta do atraso de linguagem presente na época) e que talvez, quando chegasse à adolescência, ninguém notasse que ele é autista. Talvez ele fosse só o "esquisitão" da sala de aula.

A primeira vez que falei abertamente sobre o autismo do Vini na minha rede social foi para compartilhar a informação de que autistas têm direito à vaga preferencial em estacionamentos. Eu mesma achava que a vaga era somente para cadeirantes, por conta do símbolo, mas na verdade toda e qualquer pessoa com deficiência tem esse direito. Seja uma deficiência física, mental, auditiva, visual, múltipla ou autismo (direito garantido pela Lei 12.764/12, conhecida como Lei Berenice Piana, que instituiu a Política Nacional de Proteção dos Direitos da Pessoa com Transtorno do Espectro Autista e foi a primeira a considerar o autista uma pessoa com deficiência).

Depois desse post, algumas pessoas mais próximas me questionaram se eu deveria realmente fazer isso, já que de acordo com o médico o autismo dele talvez passasse despercebido para as outras pessoas. Talvez eu estivesse expondo meu filho a situações desconfortáveis sem necessidade. Talvez, quando ele chegasse à adolescência, fosse preferir que os colegas não soubessem do diagnóstico.

E então mais uma vez a culpa tomou conta de mim. Fiquei me questionando se realmente deveria ter feito isso, exposto meu filho dessa forma, se eu tinha o direito de ter tomado essa decisão por ele. Depois de muita reflexão (e choro), cheguei à conclusão de que quero que ele cresça sabendo que não tem motivo nenhum de lamentar ou se envergonhar em ser quem ele é, ele não precisa esconder o autismo das pessoas porque não é nada que precise ser escondido. Omitir seria alimentar um preconceito já tão enraizado em nossa sociedade.

Não é errado, não é crime, não está violando ninguém, por que esconder? Por que ele ia precisar fingir ser "normal" ou controlar alguma estereotipia para que as pessoas não percebessem o jeito peculiar dele? Autismo não é motivo de vergonha. Pelo contrário. Olha tudo que ele já conquistou, aonde ele já chegou.

Todos os avanços são fruto de muito amor, estímulo, terapia, muito esforço da parte dele. Vini é pura superação! E deveria ter vergonha disso? Esconder todo o caminho percorrido pra chegar aonde chegou? Por quê? Não consigo imaginar.

Já ouvi de muitas pessoas: "Tem certeza que ele é autista? Esse diagnóstico deve estar errado", ou "Nossa, mas ele não deve ser autista, é tão esperto", ou ainda "Ele nem parece autista". Frases que mães e pais de autistas leves escutam a todo instante.

Muitas vezes, o autismo leve não é divulgado, acaba ficando entre a família e os amigos mais próximos. Com certeza você deve conhecer alguém com alguns comportamentos peculiares, algumas particularidades. É possível que essa pessoa seja autista e você nem desconfie. É possível que a própria pessoa não saiba que é autista, porque esse olhar mais refinado para os detalhes está começando a aparecer mais agora. E é por isso que pais de autistas leves escutam tanto esta frase: "Tem certeza? Não parece".

Juro que entendo que as pessoas falem essas coisas com a melhor das intenções, talvez achando que estão "elogiando", ajudando de alguma forma ou talvez "aliviando" o peso do diagnóstico, mas a verdade é que esse discurso não ajuda em nada, pelo contrário, pode atrapalhar, gerar mais dúvidas e falsas esperanças para os pais que ainda não vivenciaram a aceitação plenamente.

Imagine uma mãe que ainda está em negação ouvindo esses questionamentos; ela vai se perguntar se o filho realmente tem autismo, vai alimentar uma falsa esperança, talvez espere mais tempo para colocar o filho nas terapias porque, afinal, o filho dela é "tão esperto, não precisa disso". Talvez até o tire da terapia que já estava fazendo.

Agora imagine outra mãe, já em plena aceitação, se sentindo questionada a todo instante sobre o diagnóstico do próprio filho, precisando provar o tempo inteiro aos outros que aquilo é real, não é coisa da cabeça dela, ela não está ficando doida. É real!

Imagine ainda uma mãe saindo com seu filho e sendo julgada por olhares quando estaciona na vaga preferencial a que ele tem direito por lei. As pessoas não se dão ao trabalho nem de dar uma olhada no painel do carro e conferir se tem a credencial. É mais fácil julgar gratuitamente porque, afinal, o símbolo da vaga exibe um cadeirante, e daquele carro não está saindo ninguém em cadeira de rodas. Ela tem vontade de ir lá explicar, ela sabe que muitas vezes não é por mal, é por pura ignorância mesmo, por não conhecer os direitos das pessoas com deficiência, seja essa deficiência visível ou não.

Deixa eu te dizer uma coisa: o autismo não tem cara, não é um diagnóstico baseado na aparência, não vem estampado na testa, não se diagnostica em meia hora de conversa. É um apanhado de características associadas, não é nenhum ponto isolado. É um espectro, e dentro desse espectro existem os mais variados tipos de pessoa. Nenhum ser humano é igual ao outro. Por que um autista seria igual ao outro? Já parou pra pensar nisso?

Às vezes, as pessoas acham que todos os autistas apresentam determinada característica, que, se não atende àquele ponto, então não é autista. É mito, gente! É bem distante disso. Cada autista é único! Cada ser humano é único! Nem todo autista é gênio, nem todo autista é não verbal, nem todo autista tem as mesmas dificuldades. Autistas não são violentos, alguns podem ter reações agressivas em um momento de dificuldade sensorial ou por não conseguir se expressar de outra forma. Mas não quer dizer que seja uma pessoa violenta. Então, quando pensar na frase "todo autista é...", volte um pouco a fita. Nenhuma característica é comum a todos.

Mas, voltando ao "nossa, ele é tão esperto", meu filho é muito esperto, sim! Está muito bem, sim! Tudo isso graças a Deus, a muitas horas de terapias, estimulação em casa, muito esforço da parte dele e muito amor que ele recebe todos os dias de todos que o cercam.

Nossa caminhada não começou ontem, muito menos termina amanhã. Nossos desafios estão apenas começando. Quando você encontrar a gente e ganhar um "tchau", um abraço ou um beijo dele, saiba que aquele simples gesto não surgiu ali instintivamente; foi preciso muito trabalho, e justamente por isso esses pequenos gestos sempre me comovem. A espontaneidade sempre faz meus olhos suarem, porque eu sei o quanto é difícil pra ele generalizar (aplicar na vida diária) tudo que é aprendido nas terapias. Passar do mecânico para o natural é um avanço incrível. E não é da noite para o dia.

Então, da próxima vez que nos vir, em vez de "Ele nem parece autista", por que você não tenta "Uau! Legal ver vocês colhendo os frutos de tanto trabalho"? Não parece, mas ele é autista, sim. Tem, e sempre terá, vários desafios a superar, não preciso saber se você concorda ou não com o diagnóstico, só preciso que você o respeite.

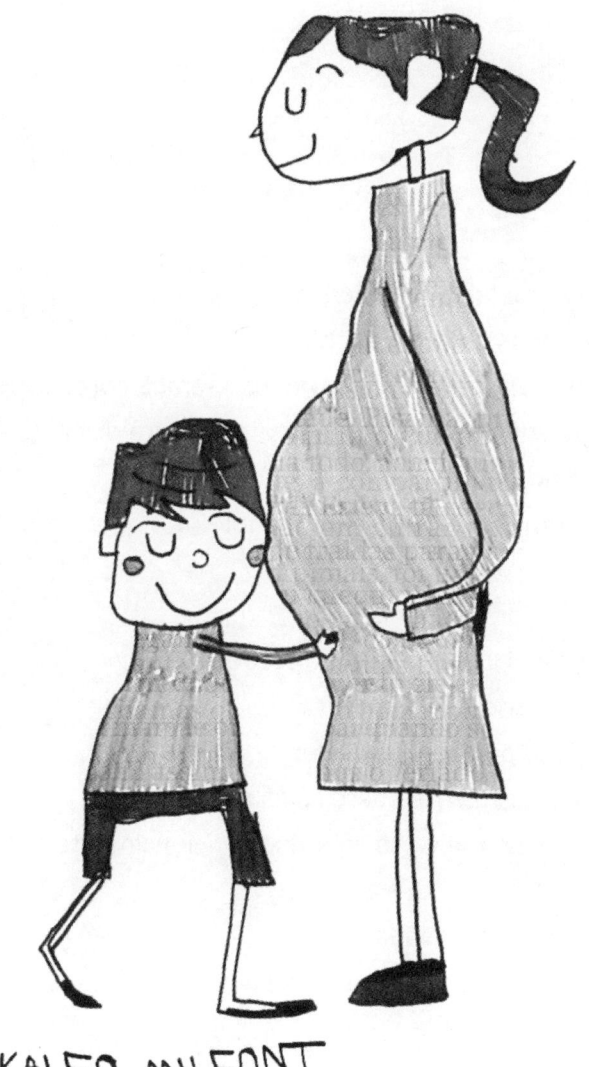

A segunda semente.
Kaleo Freire Milfont, 11 anos, autista.

16. A segunda semente

Foi um alarme falso que me fez pensar
Se não estaria na hora de tentar
Aonde essa viagem vai nos levar, não temos como saber
Se pra Holanda ou pra Itália[1], só o tempo irá dizer
Seja pra onde for
Embarcaremos nela com muito amor

O medo maior a superar
Era como Vini iria a novidade receber
Mas ele já cansou de me provar
Que sempre pode surpreender
Com sua chegada não vai ser diferente
Tenho certeza que vai te amar incondicionalmente

Eu não te conheço ainda
Só de pensar dá um frio na espinha
Não estou preparada
Mas topo qualquer parada
Não achei que seria tão rápido
Diferente do primeiro, você veio a jato

---

1. Referência ao texto "Bem-vindo à Holanda", de Emily Perl Kingsley.

Não que eu deva satisfação a ninguém
Mas porque escrever tem me feito muito bem
Quando as cólicas vieram e a danada nada de descer
Eu sabia no meu íntimo o que estava pra acontecer
Era difícil de acreditar
Mas senti meu corpo mudar

Não imagino onde nessa casa você vai caber
Mas uma coisa posso te dizer
Nessa família, amor não vai faltar
Só não garanto conseguir não chorar
Porque ultimamente ando assim
Me pego rimando quando a vida ri de mim
Se não me fiz entender
Vou explicar direitinho
Fiz xixi na fita ao amanhecer
E apareceu o segundo tracinho
A caminho temos um bebê
Vini vai ganhar um irmãozinho.

Depois que tivemos a confirmação do diagnóstico do Vinícius, passamos um bom tempo sem nem cogitar ter um segundo filho. Era muita coisa nova para absorver. A rotina da casa mudou completamente, nossa agenda passou a ser coordenada pelos horários das terapias, os gastos aumentaram consideravelmente, era muito investimento financeiro, físico e emocional.

Toda a nossa atenção estava voltada para o Vinícius, para como poderíamos ajudá-lo, como conduzir cada comportamento, foi um período de muito aprendizado que nos exigia muito. Não se encaixava nessa nova dinâmica mais um bebê.

Isso sem falar que, por ter um fator genético envolvido, há chances importantes de um segundo filho também ter autismo. E aí vinha a dúvida: será que estamos preparados para passar por tudo isso com duas crianças? Será que teremos condições financeiras para arcar com tudo? E se não pudermos proporcionar as mesmas oportunidades aos dois? E se com dois não conseguirmos ofertar o melhor? Com tudo isso em mente, o segundo filho parecia um assunto encerrado, nunca mais tocamos no assunto.

Foi então que tive um alarme falso em novembro de 2017. Tinha certeza de que estava grávida. Todos os sinais indicavam para tanto. Eu me perguntava como podia ter acontecido isso, se tomamos todos os devidos cuidados. O desespero bateu. E agora? Como vai ser? Como vamos dar conta?

Quando fiz o teste e deu negativo, foi um alívio. Mas, ao mesmo tempo em que senti alívio, parei para pensar que, se não fosse assim, num susto, na surpresa, nunca teríamos o segundo. Se fôssemos parar para avaliar a situação, essa decisão dificilmente seria tomada.

Isso ficou martelando na minha cabeça, porque o plano original era ter dois filhos. Sempre curti família grande, antes de ter o primeiro eu queria era três. Não me via como mãe de filho único. No entanto, era para esse caminho que eu estava indo. Pensei, refleti se era realmente isso que eu queria. Conversei com Diego, avaliamos a situação, as possibilidades, e decidimos tentar sim um segundo filho. Vinícius estava numa fase ótima, tanto no desenvolvimento quanto no comportamento.

Essa conversa ocorreu embaixo de um guarda-sol, na beira da praia, regada a alguns copos de cerveja, em um dia de janeiro. Em fevereiro descobri que estava grávida. Brinco dizendo que veio tão rápido, logo no primeiro ciclo de ovulação, para não dar tempo de desistir. Era o sinal que eu precisava. A confirmação de que tínhamos tomado a decisão certa.

Se veio assim, depois de tudo que esperamos para vir o primeiro, é porque simplesmente era pra ser. Esse bebê estava só esperando uma chance para aparecer. No dia 16 de fevereiro de 2018, descobrimos que a nossa família ia crescer.

Fico tentando imaginar como vai ser começar tudo de novo. Busco na memória aqueles primeiros dias intermináveis, a dor do pós-parto nos países baixos, a dor para amamentar, os seios empedrados, a adaptação à nova rotina (ou à falta dela), a sensação de solidão durante as madrugadas, o desespero e a alteração de humor que a privação de sono traz.

Sei que tudo isso aconteceu, mas agora parece um passado tão distante que tem sabor de nostalgia. Dá vontade de reviver pra refrescar a memória. E sei que, quando chegar o momento de reviver, a frase "onde eu tava com a cabeça quando decidi isso?" vai visitar meus pensamentos. Já me peguei pensando isso mesmo ainda grávida.

São cenas dos próximos capítulos. Por enquanto, sigo aproveitando da melhor forma que posso os últimos meses com meu primogênito sendo filho único, o centro da minha atenção, o "bebê" da casa.

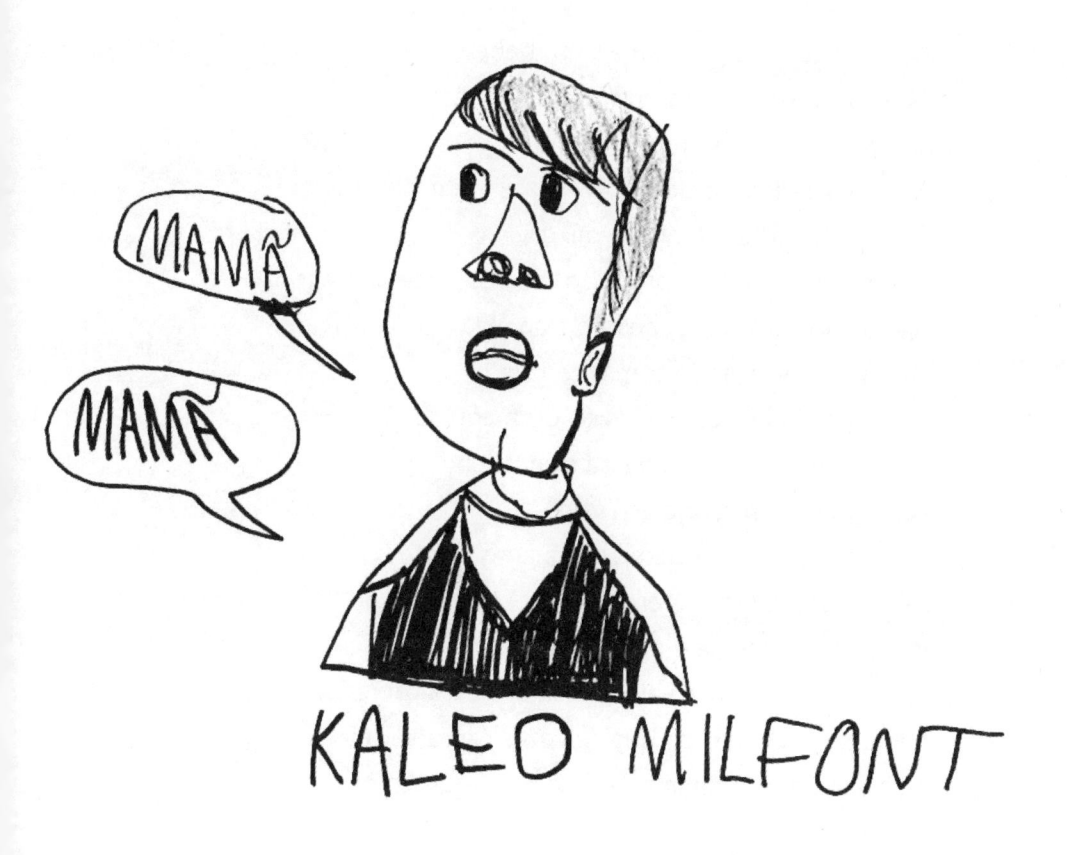

Pequenos passos, grandes conquistas.
Kaleo Freire Milfont, 11 anos, autista.

17. Pequenos passos, grandes conquistas

Aos 3 anos você não é mais um bebê
Para os outros. Pra mim, sempre vai ser
Aos 3 anos já sabe bem o que quer
A gente perde a paciência, às vezes, nem com muita fé
Aos 3 anos já tem mais de mil dias
E eu mal lembro dos primeiros meses e daquela agonia
Aos 3 anos as noites já estão tranquilas
Já voltei a sair e até a tomar tequila
Aos 3 anos não usa mais bico ou mamadeira
Tá batendo a saudade dessa brincadeira
Aos 3 anos já me vejo em você
Fica difícil lembrar quem eu era antes de te conhecer
Aos 3 anos já está na escola
Brinca de massinha e joga bola
Aos 3 anos "mamãe" ainda é sua palavra preferida
É lindo, mas confesso que às vezes cansa ser tão requerida
Aos 3 anos já te disse mais "não" do que "sim"
Foi pro seu bem, confia em mim
Aos 3 anos um beijo meu ainda cura tudo
Dá um aperto só de pensar quando você sair pro mundo
Aos 3 anos me ensinou mais que uma vida inteira
Ser mãe tem sido uma aventura pauleira

Aos 3 anos te amo de um jeito que o peito falta explodir
E sei que a cada ano esse amor só vai expandir
Aos 3 anos ainda me emociono ao lembrar do seu parto
Pois naquele dia fizemos um trato:
Aconteça o que acontecer
Sempre estarei lá por você.

Vinícius chegou aos 3 anos colhendo os frutos de todo o esforço dele, semeados nos últimos 18 meses. Nem nas minhas projeções mais otimistas, lá em outubro de 2016, imaginei ver meu filho chegar a essa idade da forma que chegou. Sempre acreditei muito no potencial dele, nunca duvidei que ele fosse capaz de ser quem quisesse ser. Mas a verdade é que Vini passou por algumas fases complicadas para toda criança, mesmo típica, de uma forma tão suave e madura que me surpreendeu.

Só para ilustrar, do desmame não posso falar muito a respeito porque estava viajando; passei 7 dias fora, e quando voltei ele não quis mais o peito. A introdução alimentar, como relatei anteriormente, foi tranquila. A chupeta, o terror de muitas mães, ele deixou sozinho, antes de completar 2 anos.

Na época, se apegou a um bico particular, que tinha uma argolinha verde. Só queria esse! Eu oferecia vários outros, inclusive da mesma marca, mas ele só queria aquele. Até que um dia o bico furou de tanto ele chupar. Ele ficou zangado com o bico furado, chorava, chorava, mas não pegava outro de jeito nenhum. Foram duas noites bem difíceis, mas depois disso esqueceu e não tocou mais no assunto.

Para fazer a transição do berço para a cama, também foi tranquilo. Ele tinha 2 anos e 3 meses na época e acordava todos os dias chorando, pedindo pra sair do berço, ou seja, já começava o dia estressado por não conseguir sair dali.

Foi aí que decidimos tentar a cama, porque ele teria mais liberdade de movimentação pela casa e talvez acordasse mais tranquilo. Foi exatamente o que aconteceu! Ele acordava, ia ao nosso quarto e trocou as lágrimas matutinas por um sorriso lindo na beira da minha cama. Toda a família iniciava o dia bem melhor assim.

A mamadeira, tiramos quando ele tinha 2 anos e 6 meses. Fiz algumas tentativas antes, sem sucesso. Ele associava o "gagau" à imagem da mamadeira. Pra ele, se não estivesse na mamadeira, não era gagau. Empurrava o copo pra longe, dizendo que queria o gagau dele de volta.

O que aconteceu foi que certo dia o bico da mamadeira entupiu com aqueles pontinhos pretos da banana (o leite da noite, eu comecei a bater com fruta pra dar mais saciedade e ele não precisar de reforço durante a madrugada). Ele virava a mamadeira e não saía nada, me entregava chorando. Eu apertava o bico, balançava a mamadeira, ela desentupia, mas na próxima tentativa entupia de novo.

Quando vi que ele estava ficando nervoso com esse bico entupido, sugeri tomar o gagau com um canudo, em vez do bico. Ele aceitou e tomou tudo. No dia seguinte, da mesma forma. Até que, no terceiro dia, já oferecemos no copo com canudo e ele aceitou tranquilamente. Foi assim que me libertei de lavar mamadeira todos os dias.

Com o desfralde também não tivemos muita dificuldade, depois que percebemos o momento certo para tentar. Fizemos duas tentativas, sem sucesso, antes. Na primeira ele não estava pronto, ainda não falava quase nada e nem avisava quando tinha feito xixi. Na segunda, eu não estava pronta. Desisti no primeiro cocô no chão que tive que limpar (também, vou te contar, com o perdão da palavra, foi uma cagada daquelas de sair escorrendo pelas pernas, sujando a casa inteira).

A terceira tentativa, resolvi fazer depois que descobri a gravidez, porque imaginei que, se não desfraldasse o Vini até o bebê nascer, depois seria mais difícil. Além disso, ele já estava com a fala bem amadurecida e com um excelente nível de entendimento de instruções. Ele estava pronto. Eu só precisava estar também.

Decidi tentar em um feriado local em que viajamos para uma praia próxima à nossa cidade. Piscina, praia, gramado, areia, sunga praticamente o dia todo, achei que esses fatores iriam ajudar no processo. Acertei. Estava tão decidida a ir até o fim que só levei a conta certa de fraldas para passar as noites. Vini passaria o dia de sunga ou cuequinha.

Assim que chegamos ao hotel, coloquei a sunga nele e expliquei que a partir daquele momento ele estava sem fralda e deveria avisar à mamãe ou ao papai quando sentisse vontade de ir ao banheiro. E assim passamos o feriado, usando fralda somente para dormir.

Em uma das tentativas de desfralde anteriores, utilizei a técnica de levar ao banheiro de 30 em 30 minutos, em vez de esperar ele solicitar. Aqui, não funcionou. Vini ficava irritadíssimo em ir ao banheiro sem estar com vontade, não aceitava ficar sentado no vaso de jeito nenhum, nem com historinha, brinquedo, comigo fazendo junto e ele no pinico. Não tinha papo! Ele ficava aos gritos no vaso. E eu, que não ia submeter meu filho a essa tortura psicológica, não ia ajudar em nada.

É preciso sentir a criança para saber a que ela se adapta melhor. Na maternidade não existe fórmula pronta ou padrões preestabelecidos, é uma ciência inexata, sem resultado fechado. A soma que funciona aqui, pode não dar em nada aí. E assim vamos cada qual descobrindo o que funciona melhor para sua realidade hoje, porque amanhã, ah, amanhã já são outros quinhentos.

Cada criança é única e tem uma forma melhor de se ajustar às mudanças. Então, quando for passar por uma grande mudança com seu filho, leia experiências, converse com outras mães, veja as dicas de especialistas, mas saiba: só você vai poder perceber qual a melhor forma de trabalhar com seu filho. Não se culpe se tentar um método e não funcionar. Não é culpa sua, nem dele. Tente de outra forma, e outra, e outra. Uma hora, vai dar certo.

Aqui, o que deu certo no caso do desfralde foi ele mesmo avisar quando queria. Claro que a gente ficava oferecendo de vez em quando também, quando o notávamos segurando a pintinha ou trançando as pernas, mas só levávamos ao banheiro quando ele dizia que queria ir. Tivemos alguns (poucos) escapes nessa viagem, mais por não dar tempo de chegar ao banheiro do que por ele não avisar. Em casa, mantivemos a técnica e continuou a funcionar.

Na hora de sair pra passear é importante manter sem fralda, pra não confundir a cabeça da criança. Aí a dica é andar sempre com uma muda de roupa limpa. Se for passar muito tempo fora, leve duas mudas. Acidentes podem acontecer, e nessa hora precisamos estar prevenidas e manter a calma. Esses escapes podem deixar a criança envergonhada ou frustrada, então nesse momento precisamos mostrar todo o nosso apoio, falar com calma, explicar que essas coisas acontecem e que tá tudo bem, não tem problema nenhum.

Vini teve seu desfralde diurno cerca de 15 dias antes de completar seu terceiro aniversário. Mais uma vez, não existe hora certa nem idade-limite para isso. Não tente apressar as etapas, seu filho vai dar os sinais quando estiver realmente pronto.

O desfralde noturno aconteceu, também sem grandes problemas, seis meses depois. Mesmo ele dormindo de fralda, durante esse período, acordava e ia ao nosso quarto quando queria fazer xixi. A fralda amanhecia praticamente seca todos os dias, então foi só questão de tempo para tirarmos ela definitivamente.

Pode parecer, lendo esses relatos, que tudo é muito fácil aqui em casa, mas não é bem assim. Ah, se fosse... Também temos nossas batalhas e vamos aprendendo a melhor forma de contorná-las aos poucos. Algo que me ajudou muito desde o início do diagnóstico foi a antecipação.

Vinícius, assim como muitos autistas, tem um apego enorme por rotinas: se alguma coisa fugir do previsto, a confusão é grande! Notei isso desde pequeno. Ai de mim se ousasse mudar o caminho para a escola sem avisar, era choro sem fim no banco de trás do carro até chegar lá.

Ele não falava, não tinha nem 2 anos ainda, mas se eu dobrasse em uma rua diferente começava a gritaria. E, pode acreditar, nessa idade ele já conhecia o caminho pra escola, pra casa da avó, pra nossa casa e mais alguns endereços a que íamos muito.

Então, por conta disso, sempre tento antecipar tudo que vai acontecer. O que vai ser feito naquele dia, aonde vamos, quem vai estar lá, como vai ser, e se tiver alguma alteração no previsto aviso também, mesmo que seja de última hora.

Pra vocês terem ideia do que estou falando, outro dia veio um rapaz consertar a cortina do quarto dele. Chamei o rapaz de manhã, ele já tinha saído pra escola, então não sabia que vinha alguém aqui. Para fazer o tal conserto, foi preciso arrastar a cama. E a cama ficou arrastada do lugar enquanto o chão não era limpo, pois tinha caído bastante poeira. Pois bem, Diego foi buscá-lo na escola e não avisou desse ocorrido. Quando ele chegou em casa e viu a cama fora do lugar de costume, a gritaria foi grande. Foi muito choro e ranger de chapa!

Ele gritava dizendo que não queria a cama dele naquele lugar, se sentiu violado mesmo, apunhalado pelas costas, não nos deixava explicar que aquela mudança era só enquanto o chão ia ser limpo. Ele não queria ouvir ninguém, se desorganizou completamente e foi todo um processo para ajudá-lo a voltar a si. São essas pequenas coisas que acontecem e acabam gerando grandes reações. Agora já aprendi que antecipando isso reduz muito. Então tudo é antecipado.

Parece fácil, né?! Mas experimente ter que esclarecer todos os pontos do dia, todos os dias. Não conseguir mudar um móvel, um porta-retratos ou um brinquedo de lugar sem muita conversa antes, não conseguir fazer uma programação de última hora ou uma mudança de planos, tentar mudar a caneca em que ele toma o leite à noite. É bem cansativo. Às vezes a gente esquece um detalhe, e aí vem uma crise. Mas sem dúvida estamos aprendendo a lidar melhor com tudo isso. Hoje as coisas já funcionam de forma bem mais harmônica.

Pessoas com autismo precisam dessa previsibilidade no seu dia a dia; isso faz com que elas se sintam seguras. Quando a criança não está preparada para algum acontecimento, pode se desorganizar emocionalmente, ficando frustrada, desconfortável, irritada. A antecipação dos fatos ajuda a deixá-la mais preparada e segura. Acredito que a rotina e a antecipação façam bem para qualquer criança, seja ela com desenvolvimento típico ou atípico.

Resumindo este capítulo, tenho plena consciência de que, nas etapas em que os bebês/crianças costumam dar mais trabalho, Vini não me deu nenhum, ou deu o mínimo que poderia dar. Talvez o gosto dele por rotinas, regras, coisas bem estabelecidas tenha sido um grande aliado aqui. Quando ele incorpora aquela nova rotina, não volta mais atrás.

Foi assim em todos esses momentos. Até isso foi atípico por aqui, porque sei que somos exceção, e não regra. Tanto falando de crianças típicas quanto atípicas. Essas fases são difíceis para todos, não ache que é fácil para a mãe que tem um filho neurotípico. Talvez as dificuldades sejam outras, mas elas também estão ali.

Empatia. Lembra? A gente busca tanto isso, espera que as pessoas entendam e respeitem as dificuldades dos nossos filhos e muitas vezes menospreza as dificuldades de mães típicas, por acreditar que nossos problemas sempre serão maiores. Que tal trabalhar essa visão? Provavelmente, são problemas diferentes. É possível que ela não se preocupe se o filho vai ser ou não aceito na próxima escola, mas com certeza tem seus próprios temores. Você não sabe as batalhas que aquela outra mãe enfrenta todos os dias.

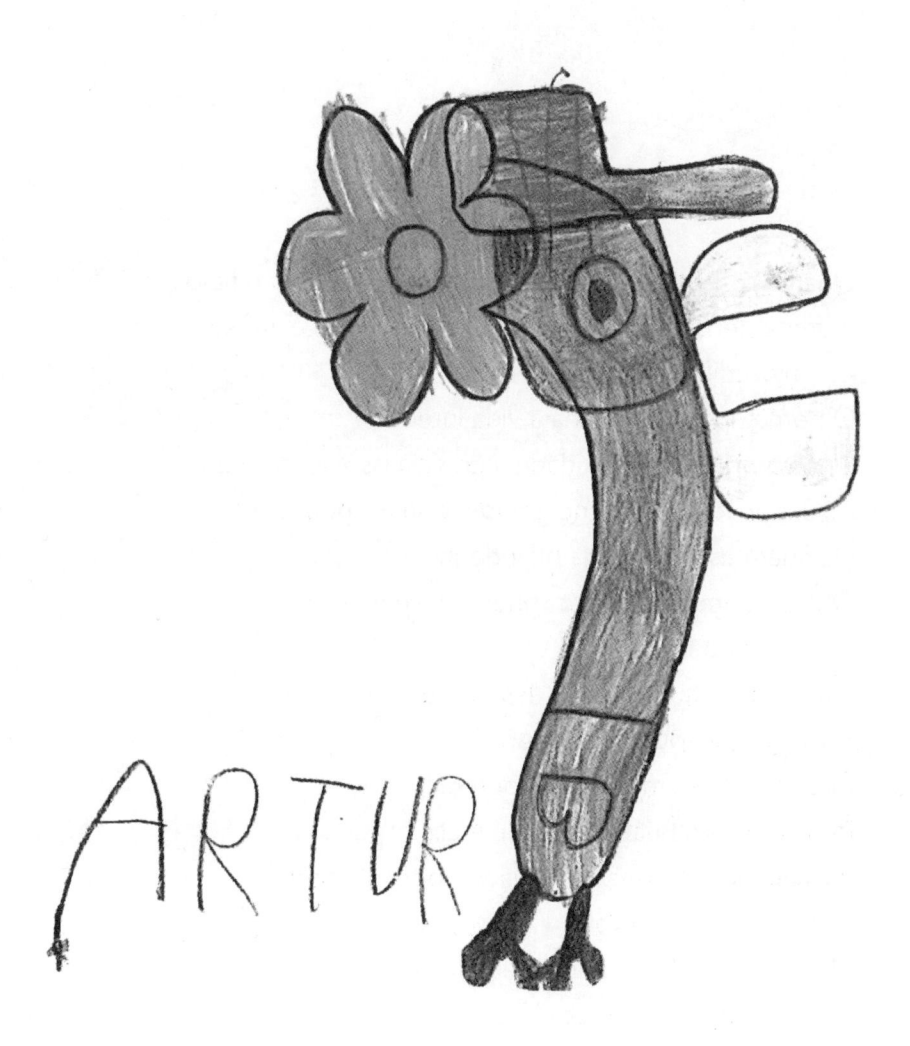

Flor que floresce.
Artur Oliveira Almeida, 8 anos, autista.

18. Flor que floresce

Quanta responsabilidade escolher o nome de um filho
A gente pensa na sonoridade, no significado e até se tem algum trocadilho
O nome nos acompanha a vida inteira
É nossa primeira identidade, não veja isso como besteira
Alguns gostam de nome grande, outros, pequeno
Há quem escolha ainda quando infante
Outros, somente após conhecer o rebento
Para menino foi tão fácil
Vinícius estava escolhido desde o prefácio
Para você, levou mais tempo
Mas achamos um nome a contento
Pensamos em Beatriz, Sophie e Elis
Mas nenhum desses me fazia ver borboletas azuis
Você quase foi Pétala,
Mas que injusto ser parte quando se é inteira
Você é "flor que floresce"
Semente que aos poucos cresce
É nossa menina, joia rara
Seu nome vai ser Zara.

Nunca fui do tipo que gosta de nomes curtos; lá em casa todos temos nomes grandes e duplos. Também não fazia muito a linha exótica, sempre fui mais tradicional, mas sem querer ser batida, então jamais gostei daqueles nomes da moda.

Quando ainda namorávamos, já conversávamos sobre a escolha dos nomes dos filhos. Vinícius era unânime! Sempre achei lindo, sonoro, faz a gente sorrir quando fala, nome de poeta. E o Diego também gostava. Então esse foi decidido muito antes de a gente noivar. Agora, para menina, era difícil chegar a um consenso.

Um dia, quando ainda estávamos na faculdade, ele sugeriu, em clima de brincadeira, Pétala. E ainda completou: Pétala de Lis. Eu simplesmente amei. Ele não conseguia acreditar que eu realmente tinha gostado, quando a intenção era fazer uma brincadeira. O tempo foi passando e eu só conseguia pensar que, se um dia tivesse uma menina, seria a Pétala de Lis. Todos diziam que esse nome era sem noção, que a coitada da criança ia sofrer *bullying* na escola, ia ser revoltada comigo por ter esse nome. De tanto falarem, me conformei em ter a Pétala só em pensamento.

Na primeira gravidez, se fosse menina, depois de pensar em várias opções, chegamos a Beatriz. Sugeri esse nome por lembrar minha irmã Kathê. Quando brincávamos de faz de conta na infância, o nome dela, ou da filha dela, sempre era Beatriz. Ela dizia que queria ter uma filha e pôr esse nome só pra chamar de Bia, porque achava lindo.

Meu esposo gostou, e assim decidimos que se fosse menina seria Beatriz (significa a que traz felicidade), se fosse menino, Vinícius (que tem voz doce, agradável). Veio nosso rapaz com uma voz que é música para os nossos ouvidos.

Quando engravidamos a segunda vez, no entanto, o nome Beatriz já não estava tão certo assim. Depois que comecei a fazer tarefa de casa da escola com Vini, fui pegando verdadeira repulsa a nome grande. Imagina o que é procurar as letras de um nome grande em revista, recortar, colar, tudo isso mantendo o foco e a concentração de uma criança autista de 3 anos.

Por várias vezes me perguntei por que não coloquei um nome menor pra facilitar a minha vida. Por que não Rui? Ou Eli? João? Enfim, isso me fez decidir que o nome do próximo filho seria pequeno, 4 letras, talvez 5, no máximo. Acabava ali o meu fascínio por nomes grandes.

Só começamos a pensar em nomes depois da confirmação do sexo do bebê, já que não havia opções para menino nem para menina. Quando tivemos a certeza de que seria menina, começamos a procurar opções. No dia seguinte ao ultrassom, estávamos com uma lista de uns quatro nomes, mas nenhum deles tinha me conquistado completamente. Foi quando, sentado no sofá da casa da minha mãe, Diego começou a falar uma lista de nomes árabes, até que ele disse Zara e parou. Disse que tinha gostado desse.

Na hora eu falei: "Tu sabe que Zara é o nome daquela garotinha que eu sou apaixonada, né?!", me referindo à filha de uma grande mulher que tenho como exemplo de mãe e escritora que acompanho nas redes sociais. Sou apaixonada por essa menina desde que comecei a acompanhar a mãe dela. Não só por ser uma fofa, quase da idade do Vini, mas por ser cheia de personalidade, mesmo ainda tão pequena.

Pedi para o Diego ver o significado, porque pra mim tem que bater o significado também. Quando ele falou "flor que floresce", meu coração disparou. Era esse! Estava decidido o nome da nossa pequena. Ainda o deixamos na lista com os outros nomes, fizemos votação entre a família, mas, tanto pra mim quanto pra ele, já estava decidido: nossa pequena se chamaria Zara.

Agora, abrindo um parêntese para explicar por que esse significado mexeu tanto comigo. Lembram-se da Kathê? A irmã que perdi um pouco antes da primeira gravidez? A mesma que tinha me inspirado a pôr Beatriz inicialmente? Pois é, ela tinha um lance com flor, ela gostava muito de rosas e sempre se referia aos amigos como "flores do meu jardim". Fiz uma tatuagem de uma rosa-anjo em homenagem a ela.

Não quero entrar em detalhes a respeito de crenças ou religião, mas acredito que as coisas não acabam por aqui. Uma vez ouvi de uma pessoa com dons mediúnicos (que não sabia absolutamente nada a respeito da minha vida) que eu tinha perdido há pouco tempo uma pessoa muito querida da minha família e que era uma mulher. Disse ainda que ela estava sempre por perto, me acompanhando, e que ela não ficaria naquele plano por muito tempo, ela voltaria para minha família, talvez até numa filha minha, dali a uns 3 ou 4 anos.

Essa conversa foi antes mesmo de eu saber que estava grávida pela primeira vez. Foi por volta de dois meses depois do falecimento da Kathê. Eis o motivo da "flor que floresce" ter mexido tanto comigo. Zara é nossa flor que está chegando pra deixar nosso jardim ainda mais bonito e colorido. Gosto de pensar que junto com ela está vindo um pouco de outra linda flor que foi tão importante em minha vida. Zara vem florescer. Kathê vem renascer.

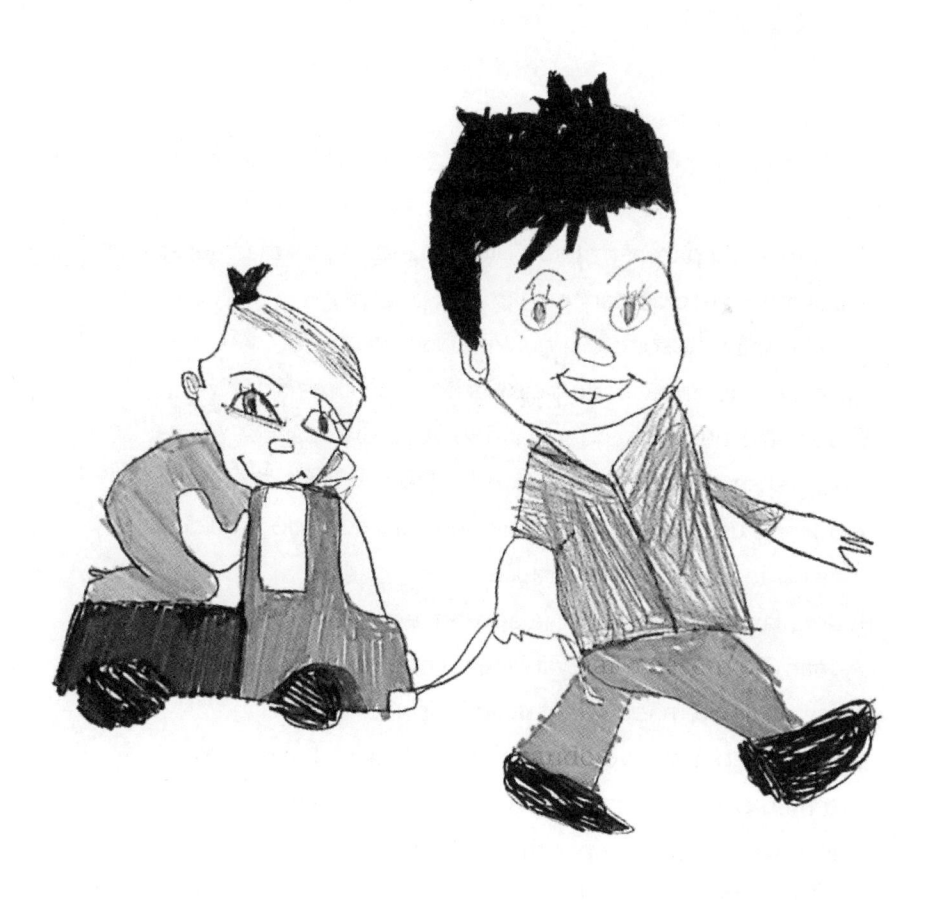

Vini sendo Vini (Sobre ter irmãos).
Kaleo Freire Milfont, 11 anos, autista.

19. Vini sendo Vini
(Sobre ter irmãos)

Vem cá, meu menino, tenho uma coisa pra te explicar
A mamãe vai parecer meio doida quando sua irmã chegar
É porque existe um lance chamado puerpério
E a privação de sono tira qualquer um do sério
Peço perdão antecipado pelos gritos que posso dar
Ou se não puder atender quando você precisar
Não pense jamais que está sendo deixado de lado
É porque um recém-nascido requer um cuidado danado
Mas pode acalmar teu coração
É uma fase, passa rápido, já aprendi essa lição
A mamãe promete que vai fazer o melhor que puder
Você pode até não acreditar, se quiser
Mas mesmo assim vou tentar te mostrar todos os dias
No meu coração, pra sempre, você fez moradia
Tudo isso é novidade pra mim também
Tenho medo de não saber dividir esse espaço com outro alguém
Mas já disseram pra não me preocupar
Coração de mãe sempre sabe se multiplicar.

A pergunta que mais recebi depois do nascimento da Zara foi sobre a reação do Vini em relação à chegada da irmã. Vini é puro amor com ela! É lindo ver o olhar apaixonado dele pra ela. Passa a mão na cabeça, dá beijo, fica falando "não chora, Zara" quando ela começa a chorar, chama pra brincar de Lego, quer que ela participe das brincadeiras, quer ajudar e participar de tudo, e a primeira coisa que pede quando chega da escola é:"Quero ver a Zara".

Acredito que duas coisas foram fundamentais nesse processo de aceitação: a Vivi (boneca que dei por indicação da fono e cujo nome ele mesmo escolheu) e a extensiva preparação que fizemos durante todo o período da gravidez.

Com a Vivi, ele praticou os cuidados básicos com um bebê. Embalou, deu banho, trocou fralda, roupa, deu comida, pediu silêncio pra ela dormir. Já a preparação consistiu em ir explicando pra ele como seria cada etapa, desde a gravidez.

Falei sobre o crescimento da barriga, que tinha um bebê morando ali e que na hora certa ela ia nascer e ia morar na nossa casa, fazer parte da nossa família. Expliquei sobre o parto, que a mamãe ia precisar ir ao hospital e ele iria pra casa da vovó enquanto estivéssemos lá. Falei a respeito da atenção que ela ia demandar nos primeiros meses, que só a mamãe ia ter o leite que ela precisa, então eu teria que ficar bem disponível pra ela.

Comentei ainda sobre o pós-parto, que não ia poder fazer muita força, ia ficar difícil carregá-lo no colo. Expliquei que a Zara podia acordar muito à noite e que isso ia deixar a mamãe bem cansada. Enfim, fui explicando tudo que podia sempre que tinha oportunidade. E sempre deixando bem claro que, por mais que a mamãe precisasse ficar um pouco mais distante dele, isso nunca, jamais ia significar que o amava menos.

Acho que isso o ajudou bastante a visualizar tudo que está vivenciando agora, então não foi pego de surpresa. Tenho tentado todo dia ter um momento só meu e dele, mesmo que rapidinho, pra ele se sentir um pouco exclusivo também.

Claro que tem os momentos em que ele fica mais agitado, fala mais alto querendo chamar atenção, as birras e algumas estereotipias aumentaram (principalmente a ecolalia e a mão na boca), o que era esperado, já que essa é a forma que ele encontra de se regular diante de tanta novidade. Mas, no balanço geral pós-Zara, posso dizer que mais uma vez é Vini sendo Vini: puro amor e superação.

FELIPE A.

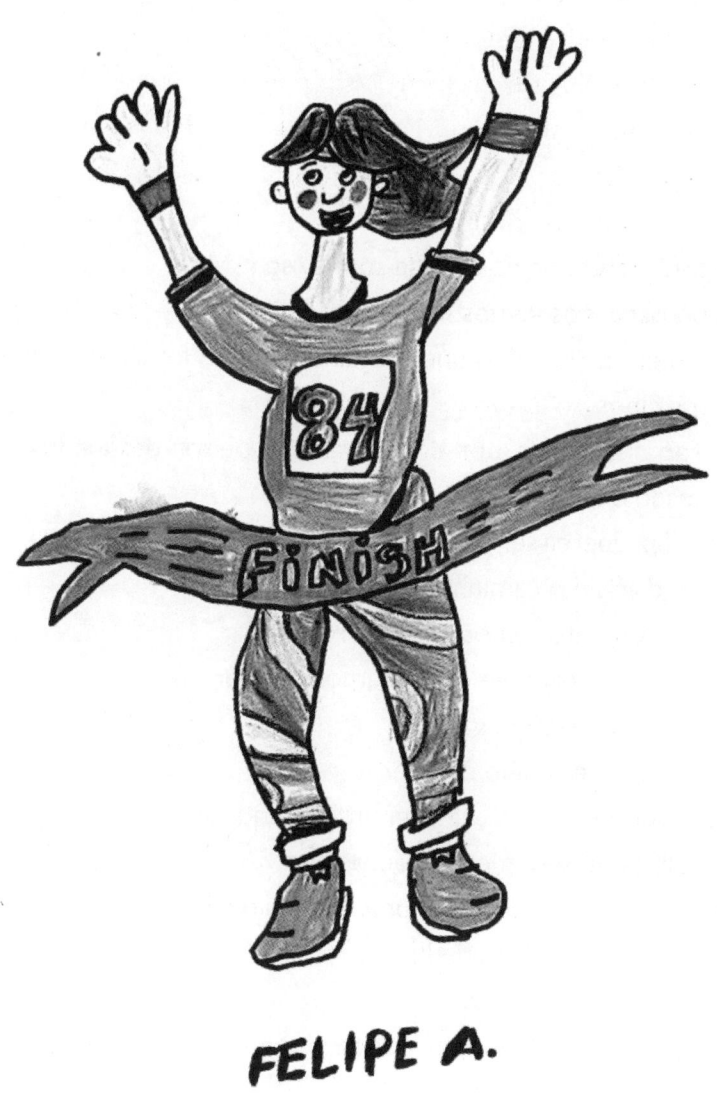

Acredite!
Felipe Arruda Peixoto, 8 anos, autista.

20. Acredite!

O autismo entra na nossa vida sem aviso
Sem preparo, nos vemos num abismo
Não é, nem de longe, o que sonhamos para o futuro dos nossos filhos
Mas é ao que fomos, por alguma razão superior, destinados desde o início
Ele nos faz querer ser melhores
A luta é diária e o caminho tem suas dores
A todo momento temos que nos reinventar
Para a atenção daquele que amamos chamar
A recompensa vem devagar
Mas faz sempre o olho marejar
A cada pequeno passo, uma grande conquista
O orgulho que sentimos é a perder de vista
É fundamental o adequado apoio profissional
E aproveitando o clima de Natal
Tempo de renascimento
A chegada daquele que por nós teve seu tormento
Deixo minha mensagem final
Que possamos seguir os caminhos que Ele nos indicou
Sempre com resiliência e amor
Que possamos sempre no nosso filho acreditar
Sim, ele é capaz de voar!

Então seu primeiro filho nasce. Enquanto você está com ele no colo, mil pensamentos passam na sua cabeça. Será que vou dar conta? Será que ele vai ser estudioso? Será que vai gostar das coisas que eu gosto? Será que vou saber educá-lo? Mas provavelmente não passará pela sua cabeça "Será que ele é autista?".

O autismo é uma deficiência invisível, não tem cara, não é detectado em ultrassom durante a gravidez ou a partir de algum exame quando o bebê nasce. Não vai passar pela sua cabeça, assim como não passou pela minha. Mas aconteceu. Meu filho é autista. Não foi o que pedi, foi o que ganhei. E que presente!

Ele me ensina todos os dias a ser uma pessoa melhor, mais empática e paciente. Me ensina que tudo é possível quando acreditamos no potencial das pessoas, quando enxergamos além de um diagnóstico. Me ensina que o diferente não é melhor, nem pior. É apenas diferente. Me ensina que a diversidade deixa tudo mais bonito e colorido.

Ele me faz enxergar a beleza nas coisas mais simples da vida. Me faz apreciar a verdadeira essência de tudo. Faz eu me sentir agraciada todos os dias. Que sorte a minha, entre tantas, ser dele. Que sorte a dele ser meu.

Para mães e pais com filhos de desenvolvimento típico, venho aqui fazer um apelo como mãe: que tal falar sobre diversidade com seus filhos? Que tal falar sobre inclusão quando for escolher a escola deles? Que tal falar sobre respeitar o próximo e acolher as diferenças? Que tal falar sobre os mais diversos tipos de deficiência? Que tal mostrar pra eles que aquele coleguinha da sala mais "esquisito" pode ter uma forma diferente de ser, de perceber os estímulos? E tudo bem. Antes de qualquer coisa, é uma criança (ou adolescente, adulto) e quer ser tratada como tal. Não é doença. Não é contagioso. É só uma forma diferente de ser. Ninguém é igual. E a beleza do mundo é justamente essa. Incentive seu filho a se aproximar, mostre que eles podem ter afinidades em comum.

Mais um pedido para essas mães: não seja aquela pessoa que diz "Ah, mas criança é assim mesmo". Você não faz ideia do que é acompanhar e orientar o desenvolvimento de uma criança atípica. Não é "assim mesmo", não é dificuldade de "toda criança", são particularidades que só quem convive entende verdadeiramente. Aquele discurso de que "filhos especiais vêm para pessoas especiais", ou que somos "escolhidas por Deus", também não ajuda muito, não serve de consolo pra ninguém.

Para mães e pais com filhos com desenvolvimento atípico, deixo meu abraço mais apertado e digo: nunca deixe de acreditar no seu filho! Acreditar é o primeiro passo para realizar. Veja bem, por "acreditar" não quero dizer que você deve exigir ou esperar que ele aprenda algo para satisfazer uma vontade ou uma expectativa sua. Mas sim ter fé que ele vai chegar aonde puder, aonde ele quiser, vai aprender o que estiver disposto a aprender. Acredite que ele pode realizar os sonhos dele e não os seus, porque é assim que deve ser. Os seus, corra você atrás.

Uma vez li um texto da Andréa Werner (do blog Lagarta vira pupa) que dizia que alguns autistas precisam de pouco para evoluir muito. Outros precisam de muito para evoluir pouco. Mas todos eles são capazes de evoluir. Todos. Veja só a riqueza dessas palavras. Todos podem aprender. Alguns vão levar mais tempo, outros, menos. Mas eles precisam que nós acreditemos que é possível.

Sejamos felizes com o que temos. Não espere ter alguma coisa específica ou atingir algum objetivo para ser feliz. Seja feliz com o que você tem hoje, agora! Isso não quer dizer abrir mão de sonhos e projetos, mas sim aproveitar o curso da vida enquanto não realiza esses sonhos. Até porque não temos garantia nenhuma da realização deles.

Já pensou passar a vida inteira esperando determinada situação pra ser feliz e, por alguma ironia do destino, não alcançar esse objetivo? Já pensou no tempo desperdiçado, nos sorrisos perdidos, nos abraços vencidos?! Seja feliz hoje! Com suas escolhas e com seu presente!

Se ainda não está exatamente como você gostaria, ok, vamos correr para deixar como gostaríamos, mas não condicione sua felicidade a um evento futuro. Hoje já temos nosso maior presente, a vida! Amanhã não sabemos.

Nunca deixe de oportunizar. Pode soar assustador sair sozinha com seu filho, viajar, levar ao cinema ou ao teatro, mas também pode trazer recompensas que você nem imagina. Quantas vezes deixamos de fazer um programa pensando na reação que ele terá? Pensando que ele pode se desorganizar assim que entrar na sala de cinema? Ou que pode chegar na praia e não suportar pisar na areia? Ir ao parque para passar a tarde dando mais atenção a uma pedra ou a um ralo no chão do que a qualquer brinquedo? Não suportar o barulho daquela festinha de aniversário? Pais de crianças atípicas vão entender bem o que estou dizendo com esses questionamentos.

Desistir de ir sempre é mais fácil, confortável, cômodo. Mas como vamos conseguir que eles se acostumem a esses lugares se não oportunizarmos? Como vamos ajudá-los a conhecer o mundo se temos medo a cada passo diferente? Eu sei que é difícil! Já levei Vinícius ao teatro e voltei frustradíssima porque ele não aguentou ficar 2 minutos dentro da sala. Queria muito que ele curtisse aquele passeio. Mas não foi o momento. E tudo bem! O importante foi tentar e não desistir na primeira tentativa que não deu certo.

Fomos mais algumas vezes, chegávamos antes de apagar as luzes, quando ainda não estivesse muito cheio, fomos tentando até conseguir ficar um pouco mais de tempo. Sempre respeitando os limites dele, sem forçar, mas sempre tentando. Dando a oportunidade de ele ao menos saber se gosta ou não daquele programa. Pode ser que ele conheça e decida que não gosta. Ok, tudo bem! Mas o importante é dar a chance de conhecer, para além das dificuldades sensoriais, e aí saber se gosta ou não. "Oportunizar." Não esqueçam essa palavra. Lugar de autista é todo lugar!

Não permita se vitimizar. Nós não precisamos ser tratadas como guerreiras, mães de "anjos azuis", mães "especiais", coitadas, escolhidas, canonizadas, predestinadas, termos romantizados que trazem embutida a ideia de que agora que somos mães de uma criança com deficiência não podemos mais ter vida própria. Cuide de você em primeiro lugar. Você precisa estar bem para oferecer o melhor ao seu filho.

Não precisamos de pena ou daquele olhar que diz "Poxa vida, sua vida acabou". Nossos filhos não precisam desse rótulo de "coitadinho", precisam de compreensão, respeito e amor!

Compreensão para entender que às vezes ele pode estar mais agitado e menos concentrado, que tem dias em que ele vai ser seu melhor amigo e tem dias em que talvez nem olhe pra você. Não quer dizer que ele não goste, só quer dizer que, naquele dia, ele não está tão a fim. Respeito para ser tratado como um ser humano que tem suas individualidades e limitações, assim como todos nós. Amor para enxergá-lo além de um diagnóstico! Ele é uma criança feliz e cheia de energia, e quer ser tratado como tal.

O diagnóstico traz mudanças? Sim! Mudam os sonhos, a rotina, os planos para o futuro. Não vou ser hipócrita e pintar um mundo de cor-de-rosa, dizendo que é como se nada tivesse acontecido, porque não é. É difícil, muito difícil, uma batalha por dia e comemorando cada pequena vitória.

Talvez a mãe de uma criança com desenvolvimento típico vibre e se emocione com seu filho tirando notas boas na escola, aprendendo um novo idioma, marcando um gol num jogo de futebol. A mãe de uma criança com autismo vai vibrar e se emocionar com o filho dando um "tchau" ou um "bom-dia" espontâneo, batendo palmas nos "parabéns" ou simplesmente suportando estar em uma festa de aniversário. Vai se orgulhar de cada nova palavrinha ensaiada ou brincadeira compartilhada. De cada olhar profundo recebido. Orgulho porque sabe o quanto ele trabalhou para chegar até ali e o quanto ele se esforça para estar ali participando.

Alguns dias bate um medo sem tamanho do "amanhã". Em outros, bate uma culpa enorme por estar ali cansada e sem a menor disposição pra fazer brincadeira educativa. Às vezes você se pergunta se nasceu para isso e se está pronta para o que está por vir.

Então você respira, para e pensa: medo do futuro, culpa, dúvidas, incertezas. Não são essas as palavras que fazem parte da rotina de todas as mães? Com um filho típico elas também não estariam sempre presentes no meu pensamento?

E aí você se enxerga como uma mãe, atípica, sim, mas com muito mais em comum com outras mães do que é capaz de imaginar. E, pensando como uma mãe, o que você pode fazer por um filho é dar as coordenadas, a educação, os estímulos, o amor (muito amor!) e rezar, porque o caminho a seguir é ele que escolhe. E nem sempre você vai estar ao lado para guiá-lo. Guerreiras, todas somos! E por nossos filhos damos o melhor, mesmo quando achamos que não. Porque o nosso melhor é real e, se é real, não é perfeito!

* * *

Houve um tempo em que queria que você batesse palmas
Você me ensinou que é possível festejar com os braços a balançar
Houve um tempo em que sonhava ouvir você dizer que me ama
Você me ensinou que o amor mais puro, através do olhar, brama
Houve um tempo em que meu desejo era que você brincasse
    comigo
Você me ensinou a brincar olhando além do umbigo
Houve um tempo em que queria que você desse "tchau"
Você me ensinou que tudo bem em não fazer um gesto tão banal
Houve um tempo em que me perguntei se você faria amigos
Você me mostrou que sabe muito bem ser abrigo
Mas meu maior anseio sempre foi para que você fosse feliz
Você me ensina todos os dias que a felicidade está em nós e não
    em seguir uma matriz
Diante de tudo que você me ensina com tanto esmero
Palmas, pra que te quero?

Este livro foi composto em LinoLetter Std 10,5 pt e
Gill Sans MT Pro 12 pt e impresso pela gráfica
Viena em papel Pólen Soft 80 g/m².